Astro PLANTES

Direction : *Christophe Didierlaurent*
Suivi éditorial : *Fabienne Desmarets*
Création de maquette : *Jennifer Casse*
Illustrations : *Sylvie Tumorticchi*

Crédits photos :
Botanikus, Good shoot, Photo Alto, Photo Disc, Stockbyte, Image More, Image Source,
© Catherine Martin.

Dépôt légal : *1er semestre 2006*
ISBN : 2-914923-49-X
Imprimé en France 1er semestre 2006
Imprimerie Baud,
Dépôt légal n°520 : 1er semestre 2006
Saint-Laurent-du-Var

Ronika Winckle

Astro PLANTES

Se soigner par **les plantes** selon son **signe astral**

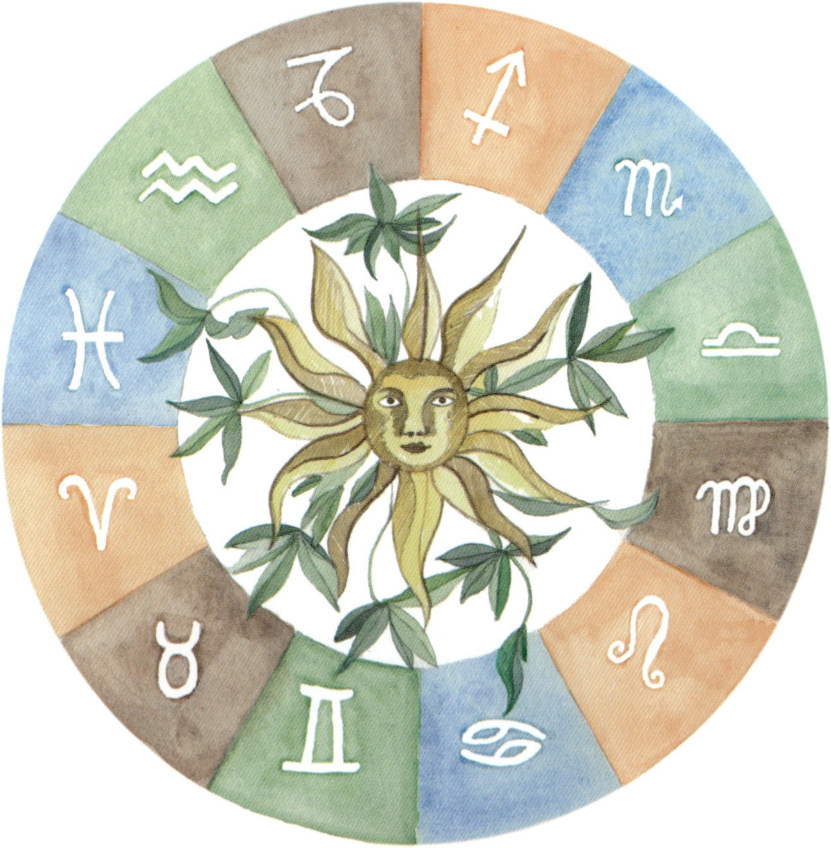

L'ASTROLOGIE, UN SAVOIR MILLÉNAIRE

À l'origine, l'astrologie était une science sacrée. Les villes, les temples et les institutions n'étaient fondés qu'après avoir consulté les astres. La plus ancienne trace, trouvée sous la forme de tablettes d'argile, remonte au IVe siècle avant Jésus-Christ. Elle relate une étude concernant une éclipse de Lune et les conséquences de celle-ci sur le roi d'Akkad. Dans l'Antiquité, cette science s'est implantée dans toutes les sociétés, grecque, égyptienne et romaine où les Empereurs ne se séparaient jamais de leur astrologue. Depuis, elle a connu ses lettres de noblesse, mais aussi ses détracteurs qui l'ont condamnée avec virulence. Au XVIIe siècle, Colbert chassa l'astrologie de l'Académie des Sciences. Il alla jusqu'à interdire aux savants de réfléchir aux fondements de l'astrologie.

Aujourd'hui, les étoiles ne sont plus des guides comme elles ont pu l'être pour nos ancêtres. Cependant, nous nous référons toujours aux principes d'une astrologie actuellement en plein essor. Bien évidemment, il ne s'agit pas ici de prédire l'avenir, mais de se connaître soi-même en fonction du cosmos. En effet, s'il est difficile de définir avec précision ce qu'est l'astrologie, on peut dire néanmoins que sa fonction première est le développement d'un certain état de conscience permettant à chacun de se situer dans sa véritable perspective. Bien sur, rien n'est inéluctable et il ne faut pas se laisser aller à la fatalité. L'astrologie repose sur l'observation conjointe du ciel et des évènements terrestres et de leur mise en parallèle. À cela s'ajoute une multitude de facteurs qui participent à l'existence d'un individu.

L'astrologie n'est pas un livre de « recettes ». Mais l'homme fait partie d'un ensemble cosmique lequel a des répercussions sur son être. Aux périodes de pleine lune, on assiste à une recrudescence de troubles mentaux, de crises d'épilepsie et même de suicides. Le cycle de la femme est aussi régi par la Lune. Pendant longtemps, les médecins, qu'ils soient Arabes ou Chinois, ne prescrivaient aucun soin sans avoir observé le ciel. De ces traditions ancestrales est née l'astrologie médicale. Une corrélation existe entre les signes du zodiaque, les planètes et les tendances à certaines maladies ou troubles du fonctionnement. Elle contribue aussi bien à identifier les points faibles que les

points forts de la constitution d'un individu. La connaissance de notre thème astral peut être un merveilleux instrument pour adopter une stratégie globale visant au mieux-être. Hippocrate, l'un des pères de la médecine, déclarait « nul ne peut être médecin s'il n'est point astrologue ».
L'astrologie médicale est une science très proche de la nature et c'est essentiellement vers les plantes qu'elle se tourne. Depuis l'aube des temps, la phytothérapie a été reconnue comme une thérapeutique extrêmement efficace. Déjà utilisée par les astrologues de l'Antiquité, elle se pratique de plus en plus couramment de nos jours. Utiliser la phytothérapie et ses remèdes ne se fait pas sans la connaissance de l'individu et de ses propres caractéristiques. À chaque signe correspond ainsi une ou plusieurs plantes.
Au fil de la lecture, vous apprendrez, si vous ne le savez déjà, comment vous-même ou vos proches appréhendez la vie, vous en saurez plus sur vos modes de pensée, de ressenti et d'action, sur vos faiblesses et vos forces. Les plantes que je vous conseille ont été choisies en fonction de votre signe astral et de son influence. Elles vous aideront sans nul doute à garder toute votre énergie vitale.

Table des matières

★ Connaissez-vous par votre signe astral

✿ Découvrez les plantes amies de votre signe

L'astrologie utilise une symbolique qui lui est propre. Il est indispensable de la comprendre pour partir à la découverte de notre personnalité.

Le zodiaque, fondement majeur de l'astrologie

Le zodiaque a connu diverses représentations au cours de l'histoire. Aujourd'hui, en Occident, nous utilisons le cercle, qui nous vient de la civilisation grecque. C'est une zone circulaire du ciel de 360 degrés sous la forme d'un anneau parfait coupé en deux par le trajet annuel apparent du Soleil, l'écliptique. Alors que cet astre se situe au centre de cette ligne idéale, les autres planètes suivent cette trajectoire sidérale tout en se répartissant différemment sur le cercle zodiacal. Ces 360 degrés sont divisés en douze tranches égales de 30 degrés chacune. Elles constituent les douze signes du zodiaque qui portent le nom de constellations.

Les signes du zodiaque

Apparus vers 400 avant J.-C., leur position sur le zodiaque est la suivante :

- Le Bélier de 0° à 30° ♈
- Le Taureau de 30° à 60° ♉
- Les Gémeaux de 60° à 90° ♊
- Le Cancer de 90° à 120° ♋
- Le Lion de 120° à 150° ♌
- La Vierge de 150° à 180° ♍
- La Balance de 180° à 210° ♎
- Le Scorpion de 210° à 240° ♏
- Le Sagittaire de 240° à 270° ♐
- Le Capricorne de 270° à 300° ♑
- Le Verseau de 300° à 330° ♒
- Les Poissons de 330° à 360° ♓

Le signe solaire correspond au signe dans lequel se situe le Soleil au moment de la naissance. Il incline vers un mode de pensée, de ressentir et d'agir déterminant ainsi le tempérament de chacun.

Classés selon les quatre éléments de l'univers, les signes sont associés au feu, à la terre, à l'air et à l'eau. Ces éléments définissent notre structure profonde.

Bélier, Lion et Sagittaire sont des signes de feu ; Taureau, Vierge et Capricorne, des signes de terre ; Gémeaux, Balance et Verseau, des signes d'air ; Cancer, Scorpion et Poissons, des signes d'eau.

Les planètes et l'importance de leurs aspects

La position du Soleil, qui définit notre signe de naissance, n'est pas la seule à être prise en compte par l'astrologie. Les planètes et la place qu'elles occupent dans un signe, au moment de la naissance, participent à l'élaboration de notre personnalité. Avec la Lune, elles sont au nombre de neuf (en ne comptant pas la Terre) : Lune, Mars, Mercure, Jupiter, Vénus, Saturne, Uranus, Neptune et Pluton. Chacune porte une signification qui lui est propre. Dans notre thème, elles forment entre elles des angles. Ce sont les aspects. Ils peuvent être harmoniques et favorisent alors les flux d'énergie planétaire, ou dissonants et sont alors source de tension entre ceux-ci. Les premiers sont représentés par les angles de 60 degrés, ou sextile, et de 120 degrés, ou trigone. Quant aux seconds, ils sont associés aux angles de 90 degrés, ou carré, et de 180 degrés, ou opposition. Lorsque deux ou plusieurs planètes occupent la même position, elles sont en conjonction favorable pour les planètes de même nature, sinon, elles sont génératrices de conflits.

Les maisons et l'ascendant

Une année, c'est douze signes mais c'est aussi douze secteurs de 30° nommés « maisons ». Numérotées de 1 à 12, les maisons sont traversées par chaque astre en 24 heures et elles indiquent le lieu où se réaliseront les tendances liées à chaque planète. La maison 1 est l'ascendant. Il correspond au signe qui se trouve à l'horizon au moment de la naissance. L'ascendant est un facteur essentiel et nuance les caractéristiques générales de notre signe solaire. La combinaison de ces deux signes est la première approche pour connaître notre tempérament, bien que seul notre thème astral complet permette une analyse approfondie de notre personnalité.

Hippocrate, le père de la médecine moderne, utilisait déjà l'astrologie médicale. Toujours d'actualité, elle représente un outil essentiel nous aidant à mieux connaître nos forces et nos faiblesses. L'astrologie peut ainsi contribuer à améliorer la santé de chacun.

La « thérapie astrale » et la loi des correspondances

Chaque signe du zodiaque et chacune des planètes correspondent à des parties du corps humain, des terrains favorables à certaines maladies ou à certains troubles physiologiques. C'est ainsi que l'on peut définir, pour chaque signe, les zones du corps qu'il gouverne :

- Pour le **Bélier**, ce sont la tête et les organes
- Pour le **Taureau**, le cou et la gorge
- Pour les **Gémeaux**, les épaules, les bras et les poumons
- Pour le **Cancer**, le système digestif et la poitrine
- Pour le **Lion**, le cœur et la colonne vertébrale
- Pour la **Vierge**, le ventre et les intestins
- Pour la **Balance**, le bas du dos, les reins et la vessie
- Pour le **Scorpion**, les organes génitaux et le rectum
- Pour le **Sagittaire**, les hanches et les cuisses
- Pour le **Capricorne**, les genoux et les jambes
- Pour le **Verseau**, les chevilles
- Pour les **Poissons**, les pieds.

En astrologie, l'être humain se compose de trois éléments, le corps physique, le mental et l'âme. À l'instar d'Hippocrate, nous nous intéresserons surtout au corps physique. En astrologie, on l'associe à notre tempérament.

L'approche médicale d'Hippocrate reposait sur la notion « d'altérations des humeurs ». Il avait ainsi défini quatre tempéraments : sanguin, bilieux, nerveux et lymphatique. Cette classification se retrouve de nos jours dans le zodiaque par l'appartenance à un signe de feu, de terre, d'air ou d'eau.

Les signes de feu sont des sanguins

Les individus nés sous le signe du Bélier, du Lion ou du Sagittaire possèdent en eux toutes les caractéristiques de l'élément feu. Ce tempérament fait d'eux des êtres actifs et impulsifs d'où une tendance à épuiser rapidement leur potentiel physique sans en mesurer les conséquences. Ils présentent cependant une oxygénation difficile avec une récupération insuffisante après l'effort. Sur le plan de la santé, ils doivent surveiller particulièrement leur circulation sanguine et leur appareil cardio-vasculaire.

Les signes de terre sont des bilieux

Le Taureau, la Vierge et le Capricorne ont un métabolisme actif. Mais pour les natifs de ces signes, les troubles pathologiques auront tendance à se répercuter sur le foie et la vésicule biliaire entraînant des problèmes digestifs. Par ailleurs, ils sont sujets à l'hypertension artérielle.

Les signes d'air sont des nerveux

Doués d'un fonctionnement sensitif et nerveux exacerbé, avec un taux d'adrénaline élevé, les Gémeaux, la Balance et le Verseau ont tendance à l'anémie. Leur système immunitaire est faible ce qui sur le plan pathologique entraîne chez eux une vulnérabilité face aux maladies virales. On observe aussi pour ces trois signes d'air une tendance aux troubles spasmodiques.

Les signes d'eau sont des lymphatiques

Le Cancer, le Scorpion et les Poissons font preuve d'imagination, d'intuition plus que d'action. Ce sont des êtres calmes qui possèdent un tempérament émotionnel fort. Ils sont particulièrement sensibles aux maladies cutanées.

Si le signe solaire revêt une importance capitale, il n'est pas le seul facteur influençant notre santé. En astrologie médicale, les fragilités de chaque signe dépendent également du signe de l'ascendant, du signe opposé à celui où se situe le Soleil et du signe opposé à l'ascendant. La présence éventuelle des planètes au moment de la naissance joue aussi un rôle qu'il ne faut pas négliger.

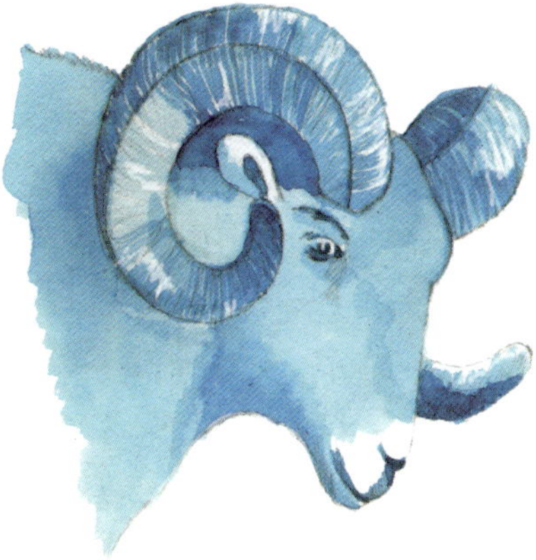

Pour un Bélier, tout est possible. Les natifs de ce signe donnent l'impression d'être en éveil permanent à la vie. Attitude courageuse mais peu réfléchie, être instinctif et enthousiaste avec parfois un manque de réalisme. Des caractéristiques qui peuvent faire du Bélier un personnage brusque, impatient et instable.

Quand le Bélier est un homme

Son corps plutôt sec exprime la virilité, parfois même le machisme. Les angles de son caractère sont vifs et font de lui un être à l'apparence rugueuse, brusque dans ses gestes comme dans ses propos, souvent maladroit. En véritable aventurier, il aime les actions héroïques. Il lui faut l'exploit. C'est un créateur, un amoureux du risque qui ne ménage ni ses forces, ni son temps. Rapide dans tout ce qu'il fait, il brûle constamment ses réserves en vivant à un rythme effréné. Pourquoi se reposer ? Mais quand il s'épuise, c'est d'un coup et son moral en est directement affecté. Dans ces moments, il pourra se laisser aller à la **dépression** jusqu'à se détruire.

Du dynamisme à l'agressivité

Le Bélier est arrivé sur Terre avec le printemps. Son élément est le feu, sa planète est Mars, tous deux symboles d'action, de dynamisme et d'énergie. Ils font de ce signe un être enthousiaste, pressé de vivre, d'aller jusqu'au bout de ses élans et de ses impulsions. Le Bélier est rarement confronté aux doutes. Pourquoi se poser des questions ? Il faut agir, et vite. Il n'y a pas de demi-mesure pour un Bélier. Il arrivera d'ailleurs que son impatience le pousse à la précipitation et le retarde dans de nombreuses occasions. Mais il ne s'avouera jamais vaincu et recommencera sans faillir car il est rarement conscient de ses propres limites. Pour un Bélier, seuls existent le présent et l'instant. Ce sont pour lui les gages d'un renouveau permanent et il y participe de tout son être avec passion, sans jamais prendre le temps de mesurer les conséquences de ses actes.

Vivre pleinement le présent l'empêche fréquemment de terminer ce qu'il a commencé car c'est déjà le passé pour lui. Sa spontanéité et sa sincérité (car il ne triche pas) le rendent trop souvent vulnérable. Et comme sa robustesse apparente n'est pas inébranlable, c'est un être **irritable et émotif**. Cette fragilité le conduit parfois à la violence et à l'agressivité. On est avec ou contre un Bélier, mais lui-même n'est jamais rancunier. Il a d'ailleurs le cœur sur la main. Mais pas question de lui dicter sa conduite. Né pour être un chef, il ne souffre pas de controverse. Le Bélier est autoritaire, il aime dominer et s'engager dans un débat avec lui est rarement de tout repos. Qualités et défauts sont exacerbés chez les natifs de ce signe.

Quand le Bélier est une femme

L'allure de cette native est volontaire et elle regarde ses interlocuteurs droit dans les yeux. Beaucoup d'énergie et d'endurance, mais c'est un Bélier. Alors, elle ne s'écoute pas, ne réduit pas son activité, ne s'arrête jamais avant d'être épuisée. Elle a du mal à entendre les signaux d'alarme que lui envoie son corps. La femme Bélier ne sait pas dire non. Elle donne beaucoup et son dévouement pour les autres n'a pas de limite. Elle aussi cherche l'héroïsme et sera capable de le trouver en aidant la veuve et l'orphelin. La femme Bélier est en fait un subtil mélange de dureté, de violence et de féminité.

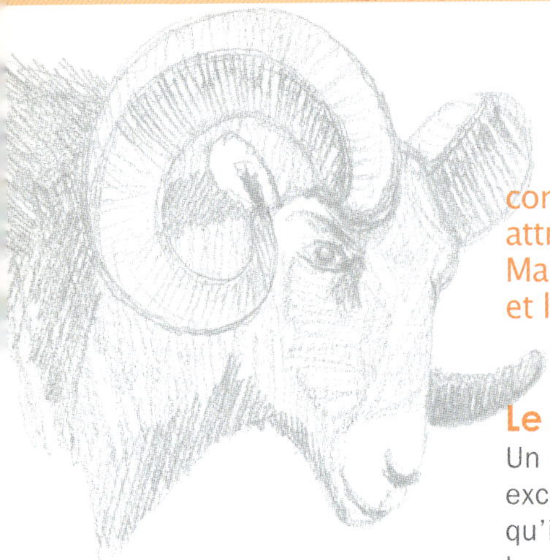

Un natif du Bélier dispose d'une énergie considérable. Il a le tempérament que l'on attribue à l'élément « feu », c'est un sanguin. Mais ce signe gouverne principalement la tête et les organes.

Le Bélier prend des risques

Un Bélier doit canaliser son énergie. Sa nature excessive le pousse à la témérité dans tout ce qu'il fait. Là aussi, pas de demi-mesure. Attiré par la vitesse, le feu, la chaleur, l'eau ou les objets tranchants, ce signe du zodiaque est le champion des accidents, des fractures, des brûlures ou de toute autre blessure. Et c'est le plus souvent au niveau de la tête qu'il se blesse.

Le signe du Bélier gouverne la tête

Migraines
Sinusites
Névralgies faciales
Rages de dents
Rhume des foins
Dépressions
Fatigue d'épuisement, coups de pompe

Les points sensibles du Bélier

Le signe régit la tête. Les natifs du signe auront donc une très forte tendance à être affectés par les migraines et les sinusites. Mais il n'est pas rare qu'ils souffrent de névralgies faciales et de rages de dents.
Vulnérable aux allergies, le Bélier est sujet au rhume des foins ainsi qu'au psoriasis.
Sous la maîtrise de sa planète dominante, Mars, il sera parfois atteint de fièvres

soudaines et d'**inflammations**.
Son système musculaire est fragile, de même que sa vésicule biliaire.

Une forte tendance à l'épuisement

Un Bélier ne ressent jamais la fatigue et ne sait pas se reposer. D'ailleurs, son sommeil est fragile. Il pousse son organisme jusqu'à brûler toutes ses réserves et consommer toute son énergie. L'épuisement arrive brutalement, avec un risque élevé de dépression et de périodes d'épuisement durables. Une femme Bélier peut alors voir tout son équilibre physiologique en être perturbé.

Signe opposé : la Balance

L'influence de la Balance peut se faire ressentir particulièrement chez la femme par des problèmes de cycle. Chez tous les natifs du Bélier, on peut aussi craindre des troubles rénaux.

Si votre ascendant est Bélier

Vous êtes alors doté d'une grande résistance physique. Mais elle peut représenter un handicap si vous en abusez. Vous serez alors vulnérable à l'épuisement et à la fatigue sous forme de coups de pompe qui peuvent vous freiner pendant des semaines voire des mois.

Les migraines et le Bélier

La tête prise dans un étau et cela dès le matin au réveil avant de s'intensifier tout au long de la journée ? C'est une migraine ! Bien que l'expression populaire englobe tous les maux de tête, la migraine est une maladie à part entière dont les causes sont maintenant complètement élucidées. Les facteurs déclenchants peuvent être d'ordre psychique, alimentaire ou hormonal. Le plus souvent, le manque de sommeil, le stress ou une mauvaise hygiène de vie sont en cause. Il en résulte une cascade de phénomènes neurologiques, vasculaires et chimiques avec pour conséquence la stimulation des fibres sensitives du nerf trijumeau responsable de la transmission de la douleur. La migraine, qui souvent prédomine d'un seul côté du crâne, dure en général de 4 à 72 heures et disparaît soudainement. Elle est accentuée par le bruit et la lumière. Parfois la crise est accompagnée de symptômes annonciateurs caractéristiques tels que des troubles visuels, des picotements ou des fourmillements autour de la bouche.

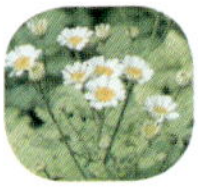
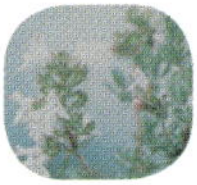
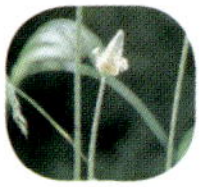
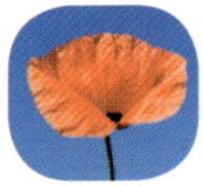
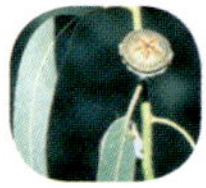
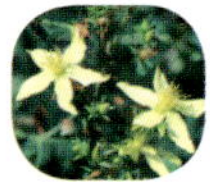
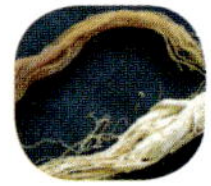
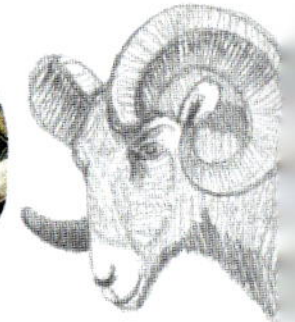

Soigner les migraines

La phytothérapie dans la crise aiguë de migraine n'a qu'une place relativement restreinte. En revanche, pour un traitement de fond, la plante spécifiquement antimigraineuse est la grande camomille ou **partenelle**. La partie de la plante utilisée est la sommité fleurie. De nombreuses études cliniques montrent clairement l'efficacité de cette plante. Un traitement sur trois mois permet de diminuer et de soulager très nettement à la fois la fréquence et l'intensité des migraines. Cette plante est toutefois déconseillée chez la femme enceinte.

Soigner les sinusites

Les sinusites sont avant tout d'origine infectieuse (les infections nasales se propagent aux sinus). Le **thym** a une forte activité antiseptique. Il diminue les sécrétions nasales.
L'**eucalyptus** est aussi un antiseptique des voies respiratoires. Il a par ailleurs une activité anti-inflammatoire intéressante dans le cadre d'une sinusite. Enfin, l'eucalyptus renferme un composé qui a la particularité de fluidifier les sécrétions et de favoriser leur évacuation.
La **propolis** est une substance résineuse récoltée par les abeilles. Elle est précieuse pour renforcer les défenses de l'organisme. Elle a des vertus antivirales et antibiotiques et permet, en traitement de fond, de prévenir les rhumes qui peuvent évoluer en sinusite.

Les plantes du Bélier

La paternelle,
le thym,
le plantain,
le coquelicot,
l'eucalyptus,
le millepertuis,
le ginseng,
la propolis.

Soigner le rhume des foins et les allergies respiratoires

Une plante est tout indiquée en cas d'allergie ; il s'agit du **plantain**. La feuille de plantain renferme des composés qui ont une activité anti-inflammatoire et antihistaminique.
Les allergies respiratoires sont des maladies inflammatoires. La consommation d'**oméga-3**, des acides gras contenus dans l'huile de poisson aux propriétés anti-inflammatoires, se révèle être un complément intéressant au traitement par le plantain. Les premières études sur l'asthme ont donné des résultats très encourageants.

Prévenir la dépression

Le **millepertuis** est un antidépresseur naturel. Il rétablit le taux de sérotonine, le messager chimique du cerveau de la bonne humeur et du bien-être, qui est particulièrement bas chez le déprimé. Il permet notamment de lutter contre les dépressions en réaction à une situation matérielle ou affective difficile. La plante ne provoque ni phénomène d'accoutumance, ni effets secondaires. Elle est toutefois déconseillée en cas de grossesse et d'allaitement. Un traitement à base de millepertuis ne doit pas être associé à certains médicaments chimiques ni à l'exposition au soleil.

Prévenir la fatigue liée à l'épuisement et les coups de pompe

Par son action tonique générale sur l'organisme, le **ginseng** est indiqué chaque fois qu'il y a vraiment épuisement et que l'on souhaite un résultat rapide. Il améliore les performances aussi bien physiques qu'intellectuelles. Il permet une meilleure adaptation à l'effort en diminuant la sensation de fatigue.

Pour un meilleur sommeil

L'action des fleurs de **coquelicot** est remarquable sur les troubles du sommeil de l'adulte et de l'enfant. Cette fleur agit en douceur et l'effet sédatif fait disparaître la nervosité excessive, un des points faibles du Bélier, sans risque d'accoutumance.

Connaître le Taureau 21 avril - 21 mai

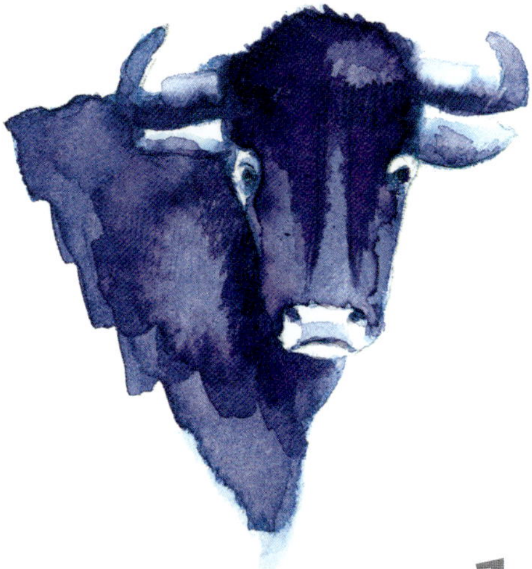

Le Taureau, signe de terre, vit ancré dans la réalité et ne s'avance qu'en terrain solide. C'est un créateur. Il était pour les Égyptiens, le symbole de la force vitale de l'univers. Mais détenteur de la puissance, le Taureau est aussi l'animal de sacrifice.

Tout au long de sa vie, le Taureau oriente son activité en vue d'un résultat concret et palpable. Être actif, c'est avant tout être productif. C'est un maître d'œuvre. Il a une fonction sur terre qui consiste à créer et à construire. Tel un bloc qu'on imagine ne jamais voir bouger, il met du temps à se lancer. Sa force, peu apparente lorsqu'on le rencontre pour la première fois, est contenue. Mais lorsqu'un Taureau a trouvé les valeurs essentielles autour desquelles il construira sa vie, lorsqu'il a mûri ses choix au terme d'une longue réflexion intérieure, il ira au cœur du concret, en être entêté qu'il est, sans jamais plus s'arrêter. Le natif du Taureau croit en son action et il est convaincu de l'utilité de ses démarches pour accomplir

Quand le Taureau est un homme

La planète maîtresse du signe est Vénus qui confère aux natifs du signe une grande sensualité, le sens de la beauté et le goût du plaisir. Dans la vie c'est un jouisseur et un gourmand et son physique « rond » nous le prouve. Il a d'ailleurs une tendance à l'empâtement. Quant à sa robustesse, elle est visible dans ce cou large, un « cou de Taureau ». L'homme Taureau sait économiser ses forces et il distribue son énergie avec organisation. Il a du bon sens et il avance avec prudence en regardant où il met les pieds. Ce n'est pas un utopiste.

son œuvre. De telles convictions accroissent son efficacité. Ainsi, les natifs de ce signe se sentent particulièrement investis dans leur travail et c'est là qu'ils s'épanouissent véritablement. Ils ont d'ailleurs un peu trop tendance à considérer leur travail comme une fin en soi. Et, s'ils en sont privés, leur souffrance devient vite insupportable et génératrice de déséquilibres psychologiques.
Le Taureau doit suivre des règles, avancer à un rythme régulier jour après jour, avec ténacité, éprouver une certaine stabilité et se sentir en sécurité. Agir lentement mais dans la durée, à l'issue d'une profonde réflexion, c'est comme cela que le Taureau pourra tirer le meilleur profit de toute la puissance qui est en lui. Dans le cas contraire, s'il n'arrive pas à utiliser cette force à bon escient, il se refermera sur lui-même avec un profond égoïsme. Ce Taureau deviendra rapidement un être passif.
Autre grande caractéristique du signe, le **sens du sacrifice**. Il est capable de se vouer corps et âme à une cause qui pour lui sera celle qui lui permettra d'aller au bout de son œuvre. Doué d'une perception fine de son environnement, il capte, intègre et s'accapare ce qui l'entoure jusqu'à en faire sa propriété. Le Taureau est possessif. Les sentiments qu'il éprouve pour ses proches sont en général profonds et durables. C'est un être fidèle mais rancunier. Et bien qu'il soit plutôt boudeur, il peut lui arriver d'entrer dans de violentes colères.

Quand le Taureau est une femme

Très féminine, elle attache une grande importance à son apparence physique. Elle aime plaire et s'arrangera toujours pour y arriver. Le tempérament artistique que l'on retrouve chez l'homme du signe est encore plus marqué chez la femme Taureau. Elle est douée d'une solide constitution comme son homologue masculin. Sa personnalité peut être changeante selon le milieu dans lequel elle évolue. Par ailleurs, il lui arrive d'être sujette aux sautes d'humeur, souvent à cause de perturbations hormonales.

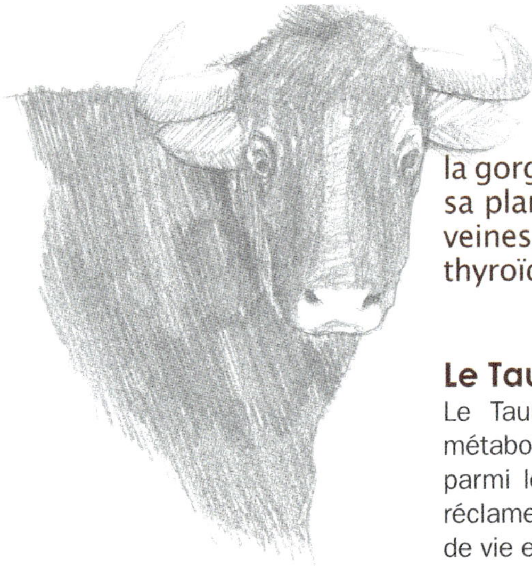

Le signe du Taureau gouverne le cou et la gorge. À cela, s'ajoute l'influence de Vénus, sa planète maîtresse, qui régit également les veines, les reins, les hormones féminines et la thyroïde.

Le Taureau doit se surveiller

Le Taureau est de constitution robuste, avec un métabolisme actif. Mais son élément, la terre, le classe parmi les signes bilieux. Dès son plus jeune âge, il réclamera beaucoup d'attention, une bonne hygiène de vie et un sommeil régulier. Tout au long de sa vie, il sera fragile de la gorge, du larynx, des amygdales et de la nuque. Il lui faut éviter les brusques changements de température. D'ailleurs, dans l'enfance, il est sujet aux angines et aux otites à répétition.

Le signe du Taureau gouverne le cou

Maux de gorge
Problèmes d'amygdales
Angines
Otites
Problème au niveau du larynx et des cordes vocales
Goutte
Diabète

Le Taureau est un gourmand

C'est souvent un gros mangeur qui aime les sucreries. Ces excès peuvent se répercuter sur le foie et la vésicule biliaire avec pour conséquence des troubles digestifs et une tendance à grossir. Il n'est pas rare d'ailleurs qu'il ait un peu trop de cholestérol ou un peu trop de sucre dans le sang ainsi que des problèmes métaboliques. En vieillissant, un Taureau doit se méfier de la goutte et du diabète. La femme Taureau est confrontée à des problèmes de cellulite, d'engorgement des tissus et à des ennuis circulatoires. Les hémorroïdes sont à craindre chez les natifs de ce signe. Ils sont aussi sujets à l'hypertension artérielle.

Des perturbations hormonales chez la femme

La thyroïde est le point sensible de la femme Taureau. Dès sa jeunesse, elle connaît des petits soucis gynécologiques. Après la quarantaine, des kystes mammaires ou ovariens et des fibromes peuvent apparaître.

Signe opposé : le Scorpion

Chez l'homme, c'est la prostate qui devra faire l'objet d'une surveillance. Quant à la femme, elle devra être attentive à d'éventuels troubles ovariens.

Si votre ascendant est Taureau

C'est au niveau de la zone du cou que l'on peut craindre des fragilités, en particulier au niveau des cordes vocales. Il faudra aussi être attentif à la rate et au système lymphatique.

Les maux de gorge et le Taureau

Les maux de gorge, qui sont le plus souvent des symptômes, se traduisent par une douleur et une gêne s'accompagnant souvent d'une impression de sécheresse dans la gorge et de difficulté à avaler. La voix peut devenir rauque et même disparaître totalement pendant quelques jours. Il arrive que des ganglions se développent dans le cou. L'irritation de la gorge peut être aggravée par une toux incessante ou par l'écoulement de mucus depuis le nez. Ces maux sont en général le résultat d'une infection virale ou bactérienne dans le cadre d'un rhume, d'une grippe ou d'une angine. Si pharyngites, amygdalites et laryngites sont souvent d'origine infectieuses, l'inflammation de la gorge peut être aussi provoquée par l'excès de tabac et d'alcool, la pollution ou des allergies.

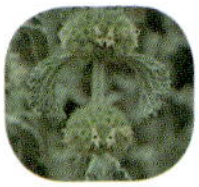
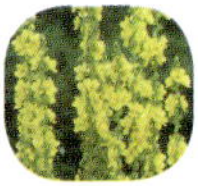
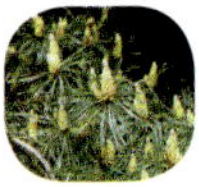
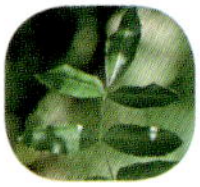
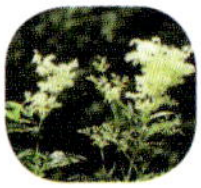
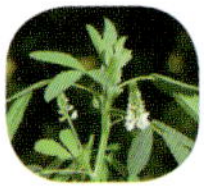
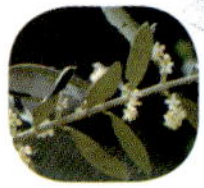
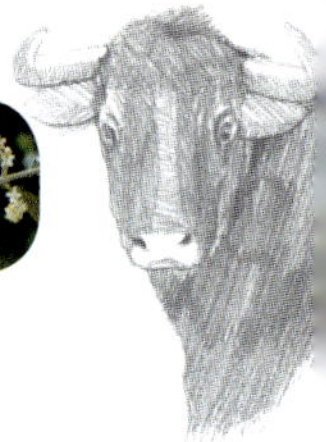

Soigner ses maux de gorge, angines, laryngites, otites

Pour venir à bout des toux les plus rebelles, il y a une plante qui fait merveille : il s'agit du **marrube blanc**. C'est la « plante du confort respiratoire » par excellence. Ses fleurs ont des propriétés adoucissantes et anti-inflammatoires.

Contre angines, otites et laryngites, l'association de trois produits naturels (deux plantes et un produit de la ruche) offre l'assurance d'une guérison rapide.

- Le **bouillon blanc**, grâce aux substances actives antimicrobiennes et analgésiques de ses fleurs, est une plante précieuse.
- Les **bourgeons de pin** ont également une puissante action anti-infectieuse. Ils sont particulièrement efficaces grâce à leur forte teneur en huile essentielle.
- Enfin, la **propolis** est une substance résineuse végétale que les abeilles récoltent pour protéger la ruche des intrus. La propolis est un puissant médicament aux vertus antibactériennes, antivirales et antifongiques universellement reconnues. De plus, elle stimule le système immunitaire et prévient ainsi les récidives.

Les plantes du Taureau

Le marrube blanc,
le bouillon blanc,
les bourgeons de pin,
le lamier blanc,
le frêne,
la reine-des-prés,
le fenugrec,
l'olivier.

Soigner la goutte

La goutte est la conséquence d'un excès d'acide urique dans l'organisme qui cristallise au niveau des articulations les rendant ainsi douloureuses. Les feuilles du **frêne** ont une action diurétique permettant une meilleure élimination rénale de l'acide urique à laquelle s'ajoutent des propriétés anti-inflammatoires. Le frêne est donc parfaitement indiqué pour soulager les poussées inflammatoires articulaires lors des crises de goutte. En traitement de fond, lui adjoindre le **lamier blanc** (ortie blanche).

Traiter le diabète

Utilisé en médecine traditionnelle chinoise pour traiter le diabète de type II, le **fenugrec** stimule la sécrétion pancréatique d'insuline. Des études scientifiques ont confirmé l'activité hypoglycémiante des graines de cette plante. L'autre plante de choix indispensable aux diabétiques est sans conteste l'**olivier**. Ses feuilles font baisser la glycémie et leurs bienfaits ne s'arrêtent pas là. L'olivier prend aussi en charge tout le terrain vasculaire fragile chez le diabétique. Ceci dit, le traitement de phytothérapie doit toujours s'accompagner d'une alimentation raisonnable où les quantités de sucres sont contrôlées et équilibrées.

Vaincre la cellulite

La cellulite, qui touche très souvent la femme Taureau, est une accumulation de graisses dans les tissus (cuisses, fesses, hanches) dans lesquels la circulation sanguine est ralentie. La **reine-des-prés** permet de drainer ces tissus car c'est un très bon diurétique. Elle favorise l'élimination de l'eau et des toxines qui engorgent les tissus.

Traiter les hémorroïdes

Les crises hémorroïdaires sont la conséquence d'une mauvaise circulation veineuse. Le **fragon** a une action vasoconstrictrice très efficace dans le traitement des hémorroïdes. Les tanins présents dans les feuilles d'**hamamélis** sont également de très bons toniques veineux.

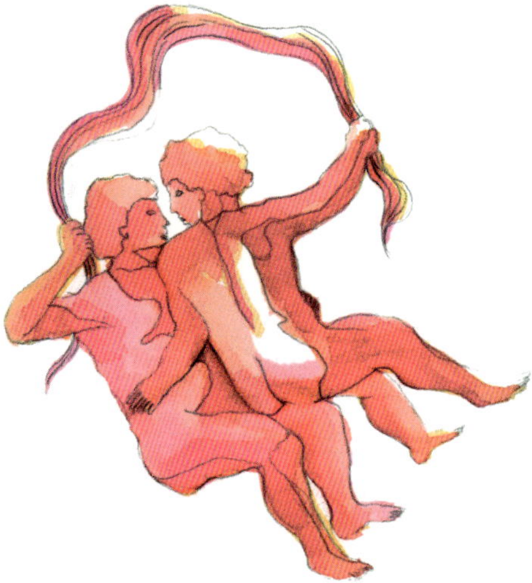

Signe double dont les deux faces, complémentaires, forment une unité. Toutefois le Gémeaux sait aussi se dédoubler quand il faut. Sa planète, Mercure, fait de lui un messager. Et sans aucun doute, c'est un intellectuel.

Quand le Gémeaux est un homme

À l'allure longiligne et svelte, l'homme du signe a le plus souvent une démarche légère. Lorsqu'il parle, c'est aussi avec les mains et tout est mobile sur son visage. Un Gémeaux reste toujours jeune. Il paraît être un éternel adolescent espiègle. D'ailleurs, il donne souvent cette impression désagréable de se moquer de son interlocuteur. Son élément, l'air, lui confère un tempérament nerveux. Il peut être très résistant comme il peut ne pas l'être du tout. C'est un instable qui a constamment un énorme besoin de respirer.

Éloquence, curiosité, sens du relationnel, imagination, vivacité, le Gémeaux est un mental. Son action est rarement créatrice. En effet, il est essentiel pour le natif de ce signe de parler, de s'exprimer d'une manière ou d'une autre, de transmettre. **Très sociable**, le Gémeaux considère les rapports avec son entourage comme une véritable nécessité. Ils sont sa raison de vivre et lui permettent de se définir. Il communique habilement mais il a aussi un besoin perpétuel de connaissance et de savoir. C'est un signe en éveil constant. Cette **curiosité**, trait dominant de son caractère, détermine les aspects tant positifs que négatifs de sa personnalité. Il s'intéresse à tout, mais bien souvent, ne s'en tient qu'au côté superficiel des choses et des événements. Un Gémeaux n'admet jamais s'être trompé. Au lieu de reconnaître son erreur, il entreprendra de désarmer ceux qui sont en face de lui. Et il peut le faire avec beaucoup de volubilité, de malice et d'intelligence. Il est rarement pris au dépourvu.

Dans les faits, c'est souvent un inconstant. La vie est perçue par un Gémeaux comme un vaste théâtre dans lequel il aime jouer plusieurs rôles à la fois. D'ailleurs, il apprécie tout particulièrement le jeu et il ne manque pas d'humour. Il sait mieux que quiconque improviser, mais emporté par le plaisir du verbe, il lui arrive d'en devenir inconsistant.

N'oublions pas que ce signe est sous l'influence de la dualité. Et, selon la situation, il peut faire tout et son opposé d'un instant à l'autre. Être double est une force qui peut, à tout moment, se transformer en fragilité. C'est un habitué du dialogue avec lui-même ce qui le maintient dans un monde intérieur complexe. Et cet enfermement le rend très vulnérable aux agressions venant de l'extérieur. Sa **capacité d'adaptation** ne l'aide pas à chaque coup. Et, à force de composer avec les autres et l'environnement, il en vient à s'éloigner de son être profond et à se laisser prendre au piège de son imagination. Il sera souvent aux prises avec un problème de maîtrise de lui-même.

Quand le Gémeaux est une femme

Ses traits sont fins, sa ligne est souple. La femme Gémeaux est peu différente de l'homme du signe car ce sont des êtres à l'apparence androgyne marqués par la jeunesse éternelle. Elle manque souvent de féminité et c'est alors son esprit qui séduit. Son équilibre psychologique, tout comme son système nerveux, sont vulnérables. Et lorsque ça ne va pas, elle est encline à de multiples maux indéfinissables. Ce peut être des migraines comme des troubles gynécologiques. Mais elle est capable aussi de se porter comme un charme dès que ses problèmes sont résolus.

La santé du Gémeaux

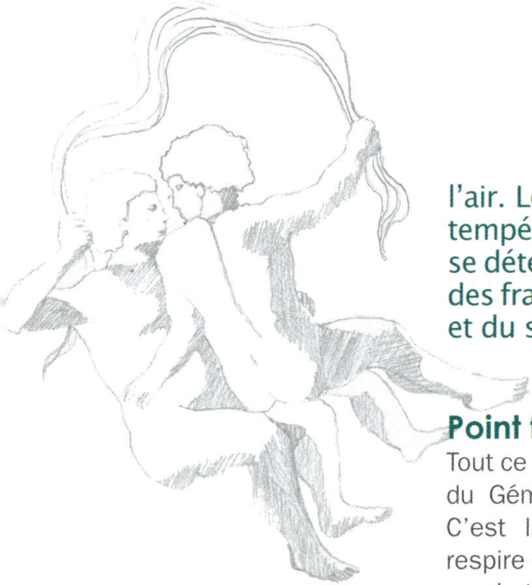

L'élément qui gouverne le signe est l'air. Les Gémeaux sont donc marqués par un tempérament nerveux. Ils doivent apprendre à se détendre. Les natifs de ce signe connaissent des fragilités au niveau du système respiratoire et du système nerveux central.

Point faible du Gémeaux : les bronches

Tout ce qui est en relation avec le système respiratoire du Gémeaux est à surveiller plus particulièrement. C'est là que se situe sa principale faiblesse. Il respire mal et doit donc apprendre à contrôler cette respiration qui le rend vulnérable. De plus, ce signe est prédisposé aux allergies respiratoires avec une tendance aux bronchites. Il doit à tout prix éviter les transitions brutales du chaud au froid.

Il sera également sujet aux rhumatismes dans les membres supérieurs, au niveau des épaules et des poignets.

Le Gémeaux gouverne les épaules, les bras et les poumons

Rhumatismes
Bronchites
Asthme
Spasmophilie

Le système nerveux

Mercure, la planète dominante des Gémeaux, est en relation avec le système nerveux central. C'est donc sur lui que le signe doit porter son attention. Un Gémeaux peut avoir tendance aux névralgies, à la spasmophilie ou à des crises d'anxiété. Son tempérament dévoile un manque d'équilibre sur le plan psychique favorisé par un système nerveux délicat ce qui peut aussi se répercuter sur les membres supérieurs ou la région des côtes et du sternum.

Le Gémeaux doit se détendre

L'homme est un nerveux et il peut craquer rapidement. La femme est sous le contrôle total de son système nerveux central et son équilibre physique ainsi que psychologique en dépend fortement. Il est donc essentiel et même indispensable que les natifs du Gémeaux cultivent le calme et évitent de se surmener au risque de perdre rapidement toute vitalité.

Signe opposé : le Sagittaire

Le Gémeaux peut subir les effets du signe du Sagittaire. Ce sont alors des problèmes au niveau de la région du bassin qu'il pourra rencontrer. Il devra aussi surveiller son foie et sa vésicule biliaire.

Si votre ascendant est Gémeaux

Une fragilité existera au niveau des bronches. Vous pourrez également être sujet au rhume des foins ou à d'autres troubles allergiques et respiratoires.

Les rhumatismes et le Gémeaux

Une météo pluvieuse et humide et les rhumatismes réapparaissent, le corps souffre et une raideur s'installe. En fait, le terme de rhumatisme englobe toutes les affections douloureuses des muscles, des tendons, des articulations et des os. Les arthrites désignent toutes les affections hautement inflammatoires, aiguës ou chroniques qui touchent les articulations. La polyarthrite rhumatoïde déforme cruellement genoux, mains, pieds. Les femmes en sont plus souvent victimes aux alentours de la ménopause. La spondylarthrite ankylosante frappe l'homme encore jeune et bloque sa colonne lombaire. Ces affections sont sévères et rapidement évolutives mais heureusement peu répandues. Les douleurs qui apparaissent vers la quarantaine, ces banales « vieilles douleurs », appartiennent au domaine des rhumatismes dégénératifs qu'englobe l'arthrose.

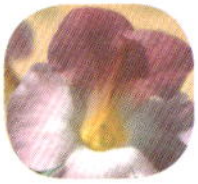 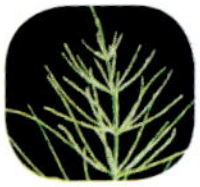 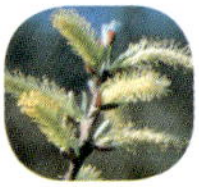 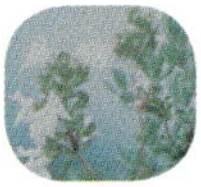 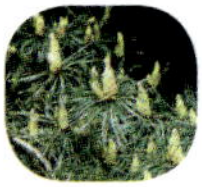 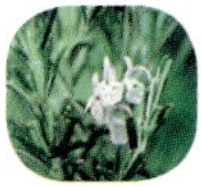 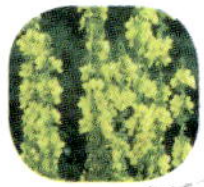

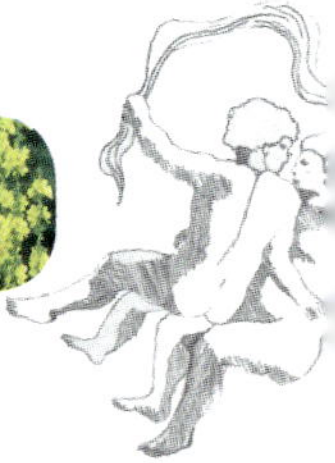

Soulager les rhumatismes

Reconnues universellement comme plante médicinale en raison de leurs nombreuses vertus, les racines d'**harpagophytum**, ou « griffe du diable », soulagent les rhumatisants tout en améliorant la souplesse et la mobilité de leurs articulations.

La **prêle** est aussi indiquée en raison de son extraordinaire richesse en minéraux et plus particulièrement en silice. En stimulant la synthèse de collagène dans les tissus osseux et conjonctifs, un traitement à base de prêle améliore nettement la mobilité. Des cures régulières de prêle sont conseillées pour bénéficier totalement de ses effets reminéralisants.

L'écorce de **saule** possède des dérivés salicylés qui ont les mêmes propriétés antalgiques et anti-inflammatoires que l'aspirine. Cette plante soulage toutes les douleurs, notamment les douleurs articulaires provoquées par les rhumatismes.

Dernière plante précieuse pour les Gémeaux : le **gingembre**. Le pouvoir fortement anti-inflammatoire de cette plante a été mis en évidence, surtout chez les personnes souffrant d'arthrose. La plante agit efficacement sur la douleur et sur la raideur de l'articulation.

Les plantes du Gémeaux

L'harpagophytum,
la prêle,
le saule,
le gingembre,
le thym,
les bourgeons de pin,
le romarin,
le bouillon blanc,
les soya saponines.

Soigner les bronchites

Le **thym** est un antispasmodique efficace pour lutter contre les toux quinteuses. Il favorise l'expectoration et permet de fluidifier les sécrétions bronchiques. Grâce à ses propriétés antiseptiques, l'utilisation du thym est également recommandée en cas d'infections pulmonaires. Tout comme le thym, les **bourgeons de pin** ont des effets bénéfiques sur les bronchites. Ils calment les irritations en fluidifiant les sécrétions bronchiques ; ils sont aussi antiseptiques. Le **romarin** agit surtout par un effet relaxant sur les muscles lisses du système respiratoire. L'utilisation de cette plante permet ainsi de calmer la toux. Quant au **bouillon blanc**, ses fleurs ont une action adoucissante et possèdent des propriétés anti-inflammatoires, antimicrobiennes et analgésiques bénéfiques contre les bronchites aiguës et chroniques.

Traiter l'asthme

Tout d'abord, réduire sa consommation de sel. L'excès de sel favorise l'hyperréactivité des bronches et aggrave les crises d'asthme. Ensuite, prendre du **potassium**, le minéral qui contrecarre les effets néfastes du sel au niveau des cellules. En phytothérapie, une plante couramment utilisée au Ghana est particulièrement bénéfique pour les asthmatiques : *Desmodium adscendens*. Cette plante doit son action aux **soyasaponines** qu'elle renferme.

Traiter la spasmophilie

La spasmophilie est liée à un déséquilibre minéral (déséquilibre calcium-phosphore, déficit dans la fixation du magnésium). Issue de sédiments marins fossiles, la **dolomite** est une roche très riche en minéraux naturels que les spasmophiles devraient tous connaître. Constituée par un carbonate double de calcium et de magnésium, la dolomite apporte ces deux minéraux dans une bonne proportion.

CONNAÎTRE LE CANCER 22 JUIN - 22 JUILLET

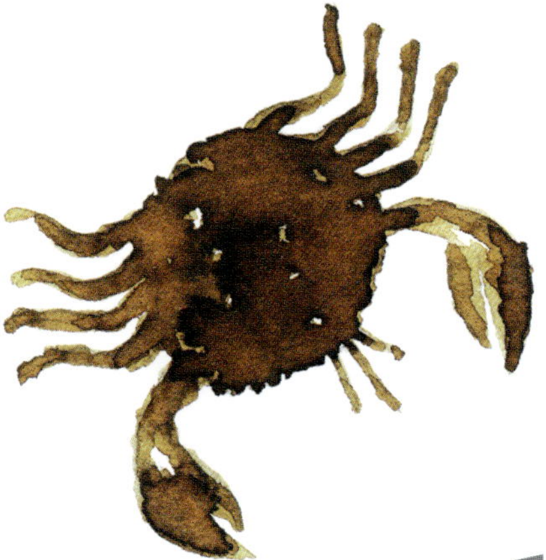

Tournés vers le passé avec un attachement fort au foyer, les natifs du Cancer se créent un monde intérieur parfois éloigné de la réalité. « Cancer » signifie « crabe » et sa carapace est la meilleure protection pour cet être qui se réfugie souvent dans l'imaginaire.

Quand le Cancer est un homme

Touché par l'hypocondrie, l'homme Cancer a toujours peur d'être malade et de souffrir. Son imagination féconde est l'instrument idéal pour s'inventer mille maux et il finit toujours par se persuader qu'il les ressent réellement. Plus rien n'existe alors excepté lui et ses problèmes. Une bonne hygiène de vie est fondamentale pour le natif de ce signe s'il veut vivre avec harmonie ; de même, il ne doit pas être dérangé dans ses habitudes. Son élément, l'eau, lui confère un tempérament lymphatique. Ce n'est pas un homme d'action mais plutôt d'intuition. Il sent les choses et, souvent noyé dans les détails, il est incapable de prendre du recul. L'homme Cancer donne souvent l'impression de se comporter comme un enfant.

La présence de la Lune dans le signe du Cancer influence sa sensibilité, ses émotions et son imagination qui peuvent être exacerbées. On dit souvent d'un Cancer qu'il est **lunatique**. Il est vrai que les natifs de ce signe possèdent un caractère changeant qui les fait paraître très vite instables ou capricieux aux yeux de leur entourage. Un Cancer peut se replier sur lui-même et montrer soudainement des manifestations inattendues d'expansivité. Sa nature est contradictoire. Mais ne le lui dites pas car sa susceptibilité est affirmée ; le Cancer se vexe et peut aller jusqu'à se replier complètement sur lui-même. Enclin à la rêverie, peu réaliste et totalement dépourvu d'objectivité, il idéalisera son monde intérieur et n'en sortira que très difficilement. À l'abri réconfortant de sa carapace, il se sentira protégé du monde extérieur. C'est dans son foyer, entouré de sa famille, que le Cancer se sent le mieux. Cette dernière lui apporte la sécurité dont il a tant besoin et une certaine stabilité qui participe grandement à son équilibre. Le signe est très attaché aux ancêtres qu'il conçoit comme des repères. Ils le guident vers une paix intérieure. Le passé représente pour le Cancer un véritable refuge sans lequel il ne peut réellement s'épanouir. Il a l'âme d'un collectionneur. Le Cancer cultive le mystère. Il a, par ailleurs, une haute estime de lui-même et il aime forcer l'admiration. Il n'est pas rare qu'un Cancer ait une tendance au narcissisme et à l'individualisme. Mais c'est un être bon et délicat. Et si à cause de sa **sensibilité** il semble vulnérable, il est cependant capable de vaincre grâce à son entêtement, son obstination et sa détermination imperturbable.

Quand le Cancer est une femme

Sa planète, la Lune, symbolise la féminité. Est-ce son air rêveur et fragile qui donne envie de la protéger ? En tout cas elle aime en jouer. La femme Cancer est très sensible aux phases lunaires qui influent sur son humeur et son comportement. Et comme elle a une tendance très marquée à somatiser, elle peut être « malade » dès que quelque chose va mal. Elle est prédisposée aux longues maladies imprécises, aux guérisons incomplètes et aux angoisses diverses. Elle se décourage facilement devant la maladie, laissant ainsi son coté lymphatique prendre le dessus. La santé de cette native est tributaire de son épanouissement. C'est d'ailleurs dans la maternité qu'elle a des chances de trouver son équilibre.

LA SANTÉ DU CANCER

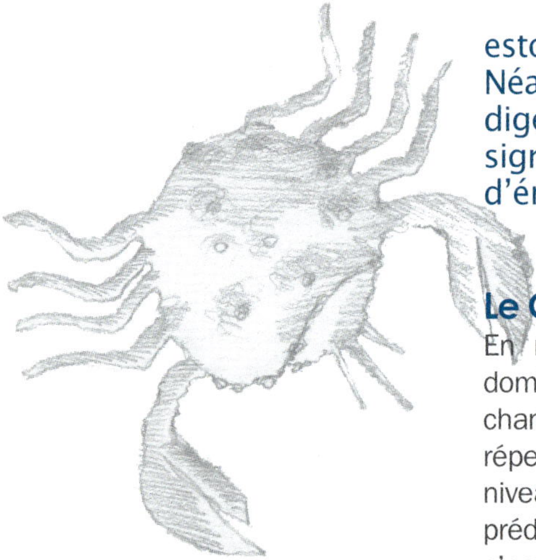

Le point faible du Cancer, c'est son estomac qu'il doit veiller à ne jamais surmener. Néanmoins il arrive souvent que ses ennuis digestifs soient d'origine nerveuse car ce signe du zodiaque engendre un grand nombre d'émotifs et d'anxieux.

Le Cancer, un lunaire soumis aux émotions

En raison de l'importance de la Lune, sa planète dominante, dans le signe, le Cancer est cyclique et changeant. Ses émotions peuvent avoir une forte répercussion sur sa santé, plus particulièrement au niveau du système digestif. Le natif du Cancer est prédisposé aux troubles gastriques et à l'aérophagie ; c'est bien souvent la muqueuse de son estomac qui, la première, en fait les frais. Gare à l'ulcère !

Le Cancer ne s'alimente pas toujours très bien, provoquant ainsi des carences, des déséquilibres de son organisme voire des intoxications. Ce signe aurait des tendances marquées à la boulimie et à l'anorexie.

Le Cancer gouverne le système digestif et la poitrine

Aérophagie
Gastrite
Ulcères
Urticaire
Mammites
Kystes mammaires

Le Cancer, un anxieux qui somatise

Ce signe a deux ennemis : l'hypochondrie et la somatisation. Ce sont là ses véritables maladies.

Hormis les troubles digestifs que son imagination et son anxiété peuvent aggraver, les difficultés intérieures du cancer peuvent se traduire aussi par des problèmes de nature allergique. On pourra observer chez lui de fréquentes poussées d'urticaire ou bien des crises d'asthme. Quelles que soient les manifestations, elles sont le plus souvent d'origine nerveuse.
Le Cancer a souvent mal « partout » et se décourage facilement face à la maladie. La Lune régit le système lymphatique et, justement, un Cancer se laissera facilement dominer par son tempérament lymphatique.

La femme Cancer doit surveiller sa poitrine

Les seins de cette native peuvent être le siège de mammites, de kystes mammaires et même d'abcès.

Signe opposé : le Capricorne

Le natif du Cancer devra ainsi faire particulièrement attention à son squelette pour éviter tout problème osseux et plus particulièrement une tendance à la déminéralisation.

Si votre ascendant est Cancer

Vous êtes sujet aux troubles de l'appareil digestif. C'est surtout au niveau de l'estomac que des ennuis risquent d'apparaître.

L'aérophagie et le Cancer

L'accumulation d'air dans le tube digestif peut occasionnellement provoquer des troubles digestifs qui se traduiront par une aérogastrie dans la partie haute responsable d'éructations mais aussi de flatulences dans la partie basse. Les causes d'aérophagie sont multiples : il peut s'agir d'une accumulation d'air lors de la mastication pendant les repas, de la consommation de boissons gazeuses ou encore de chewing-gum, mais le plus souvent, et c'est typique du Cancer, elle est due à une grande nervosité qui provoque des mouvements fréquents de déglutition.

LES PLANTES DU CANCER

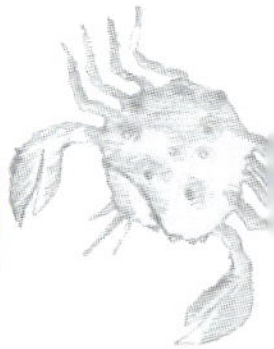

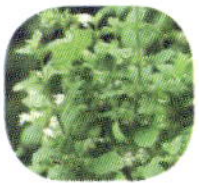 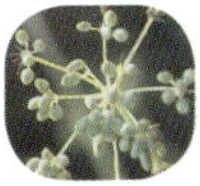 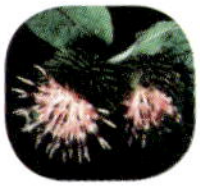 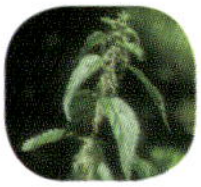 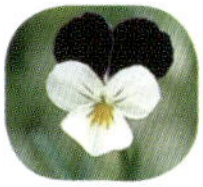 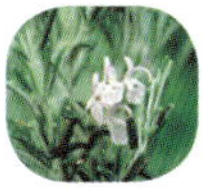 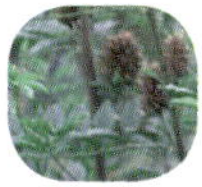

Combattre l'aérophagie

Chez le Cancer, nervosité et anxiété sont régulièrement à l'origine de ce trouble. Dans ce contexte, la plante à privilégier est la **mélisse**. La mélisse, grâce à son action relaxante et sédative, soigne tout particulièrement les troubles digestifs d'origine nerveuse : ballonnements, crampes d'estomac, éructations, douleurs abdominales. De plus, elle atténue l'anxiété.

Soigner la gastrite

Sous le terme de gastrite, on regroupe toutes les atteintes inflammatoires de la muqueuse gastrique et l'acidité gastrique qui est un des principaux facteurs d'irritation. Un apport en **dolomite**, riche en carbonate double de calcium et de magnésium, permet de neutraliser cette acidité et d'améliorer ainsi les symptômes qui lui sont associés. En phytothérapie, **le fenouil** est la plante du soulagement digestif. Sa capacité à stimuler la digestion et ses pouvoirs antispasmodiques font de cette plante un remède idéal à de nombreux problèmes digestifs.

Les plantes du Cancer

La mélisse,
le fenouil,
le lithothame,
la bardane,
l'ortie,
la pensée sauvage,
le romarin
la dolomite.

Prévenir l'ulcère

Les ulcères gastriques et duodénaux sont améliorés par le **lithothame**. Grâce à sa richesse en carbonate de calcium, cette algue neutralise l'acidité gastrique et protège ainsi l'estomac. Elle apaise les brûlures d'estomac et concourt au traitement du reflux gastro-oesophagien.

Si la **mauve** est surtout recommandée comme adoucissant des voies respiratoires, elle renferme aussi des mucilages anti-inflammatoires bénéfiques sur le système digestif.

Se débarrasser de l'urticaire

Beaucoup de plantes sont très actives. La **bardane** traite de façon efficace presque tous les problèmes cutanés ; c'est un grand draineur de la peau. Le **romarin** a une action détoxifiante sur le foie mais aussi sur la peau. Très riche en minéraux, en vitamines et en oligoéléments, la partie aérienne de l'**ortie** renferme aussi du zinc. C'est grâce à l'action anti-inflammatoire de ce composé que l'ortie est efficace dans le traitement de nombreuses irritations cutanées et en particulier l'urticaire. Mais c'est la **pensée sauvage** qui a l'action la plus nette sur les symptômes de l'urticaire. C'est l'antihistaminique des phytothérapeutes.

Lutter contre la déminéralisation osseuse

Pour lutter contre la déminéralisation, il faut d'abord apporter à l'organisme des quantités suffisantes de **calcium** (1 g/j) mais cela ne suffit pas. L'absorption, la rétention et la fixation du calcium dépendent fortement de l'équilibre acide/base (équilibre fragile chez le Cancer), de la présence de **vitamine D** et de l'activité physique. À noter que la **dolomite** (carbonate double de calcium et de magnésium), véritable reconstituant minéral, est particulièrement recommandée.

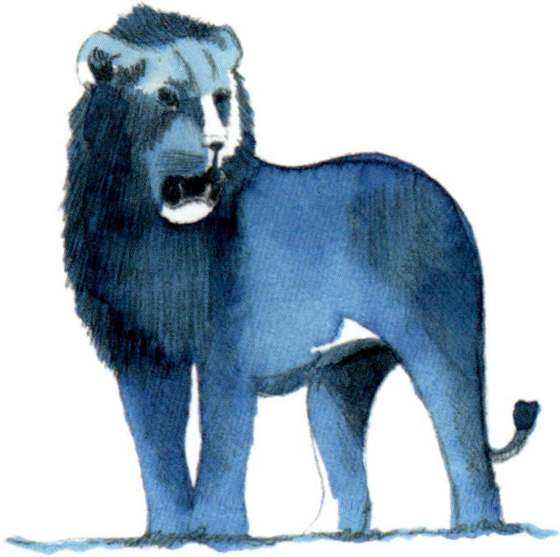

Le Soleil est présent dans le signe du Lion. Le natif de ce signe est imprégné de sa lumière. Cela saute aux yeux lorsqu'on le rencontre : le Lion rayonne. Mais voilà, conscient de cette aura, il a toujours besoin de tenir le premier rôle.

Quand le Lion est un homme

Le Lion se reconnaît à ses manières « aristocratiques ». Il utilise son allure et son assurance pour attirer l'attention. Et ça marche, puisqu'on ne voit que lui. Il a un sens naturel de la domination mais ce ne sont parfois que des apparences car le Lion est beaucoup plus anxieux qu'il ne veut l'admettre. Il peut alors facilement se laisser dévorer et sa résistance tant physique que psychologique, pourtant remarquable, faiblira alors très vite. Cependant un Lion a le goût de la réussite, du luxe et du faste. Il doit apprendre à se laisser aller de temps en temps.

Exister, régner, éblouir

Le Lion est sur terre pour exister, régner et éblouir. Il sera confronté à ces trois nécessités tout au long de sa vie. Et c'est avec une grande confiance en soi qu'il avancera, même s'il rencontre des obstacles. Sa véritable force est de ne pas mettre ses capacités en doute. Cette fierté et son tempérament royal se manifestent dans tous ses faits et gestes. Indéniablement, il exerce une certaine fascination sur ses proches et son entourage.
Le Lion pense détenir la vérité et le monde doit fonctionner comme il l'entend. Il a l'habitude d'obtenir ce qu'il veut mais pour y arriver, le natif de ce signe qui est en général

très volontaire, peut développer une énergie considérable. Il est aidé en cela par son ambition parfois démesurée et une parfaite maîtrise de soi. Le Lion est intransigeant, rationnel et dogmatique. Ce n'est ni un être de compromis ni un utopiste. Habité par son orgueil et son sens de la noblesse, conscient de ses qualités, il peut devenir vaniteux et interpréter les évènements à son avantage. Persuadé d'avoir raison et d'être dans son bon droit, il ne comprend pas qu'on envisage de le remettre en cause et que l'on ne se conforme pas à sa manière de vivre. Face au refus, il peut d'ailleurs devenir violent, jusqu'à la cruauté.

Bien qu'il paraisse montrer un certain égoïsme, il sait être très généreux et chaleureux, donner beaucoup à ceux qu'il apprécie. De plus, il possède un grand sens des responsabilités. Il donne toujours beaucoup de lui-même, mais il est difficile de savoir si c'est pour les autres ou pour se mettre en scène. Il déteste la solitude. Ses relations sont souvent sincères et durables ; le Lion ne ment pas et il a un sens profond de la justice.

Il n'existe pas de juste milieu chez un Lion. Quand il parvient à occuper sa sphère de vie de manière rayonnante, c'est un individu noble et doué de qualités certaines. Dans le cas contraire, il peut abuser de son autorité naturelle et devenir tyrannique, narcissique et égocentrique. Il supporte mal la médiocrité aussi bien pour lui que chez les autres.

Quand le Lion est une femme

Cette femme possède en général une grande prestance. Cela se remarque vite dans sa manière d'évoluer au milieu des autres et d'avancer dans la vie. Son air est conquérant. La native marquée par le signe du Lion semble encore plus forte que son homologue masculin. Elle est réellement courageuse, pleine de vitalité et d'énergie. À cela s'ajoute sa grande résistance ; moins obsédée par la réussite que l'homme Lion, elle réagit mieux aux évènements. Elle supporte très mal l'inactivité et s'enthousiasme facilement, surtout lorsqu'il s'agit de défendre ses idées et ses proches.

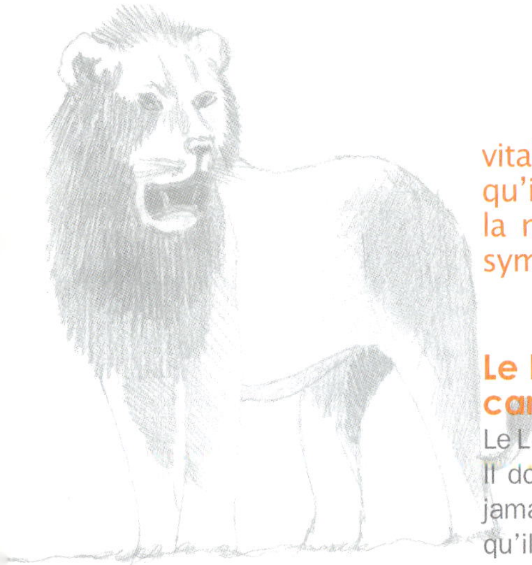

Le natif du Lion est doté d'une grande vitalité. C'est plus par souci de l'apparence qu'il entretient son corps. Mal à l'aise face à la maladie, il a tendance à en minimiser les symptômes. Son point faible : le cœur.

Le Lion est prédisposé aux ennuis cardiaques et circulatoires

Le Lion avance dans la vie avec une énergie rayonnante. Il doit beaucoup à sa résistance et il ne lui viendrait jamais à l'idée qu'il est infaillible. Cependant, bien qu'il soit robuste, il a néanmoins une réelle fragilité cardio-vasculaire. Il peut souffrir de palpitations, de tachycardie, de troubles du rythme et de spasmes cardiaques. Cela n'a pas vraiment de conséquences graves sur sa santé mais ces malaises peuvent être véritablement angoissants pour lui. Il ne doit pas minimiser ces signaux que lui envoie son cœur. Un Lion surmené, et cela arrive souvent, peut être sujet à l'infarctus. Et comme son sommeil se détériore au fil des années, il profite peu du repos dont il a besoin. Il est impératif pour le Lion de préserver son sommeil.

Sa circulation sanguine peut aussi lui causer des soucis. Le Lion est particulièrement

Le signe du Lion gouverne le cœur et la colonne vertébrale

Hypertension artérielle
Hypotension (femme)
Anémies (femme)
Tachycardie
Troubles du rythme
Thromboses
Infarctus
Douleurs dorsales
Sciatiques

exposé à l'hypertension artérielle et aux thromboses (caillots). Chez la femme Lion, on observe aussi paradoxalement des problèmes d'hypotension. Ces troubles entraînent souvent chez elle des sensations de malaise ou de vertige. Il lui arrive parfois d'être anémiée.

Le Soleil, présent dans le signe, gouverne la colonne vertébrale

Le dos du Lion est une zone fragile. Il peut être affecté de multiples maux au niveau de la colonne vertébrales : raideurs, douleurs, déplacements de disques, ennuis vertébraux, sciatiques.

Signe opposé : le Verseau

Le Lion peut souffrir des problèmes circulatoires du signe du Verseau. Ces ennuis apparaîtront principalement dans les membres inférieurs. Ils se traduiront par une sensation de « jambes lourdes ».

Si votre ascendant est Lion

Avec un ascendant dans le signe du Lion, vous devez surveiller votre tension artérielle. C'est essentiellement au niveau cardiaque que des troubles peuvent survenir. Vous pouvez aussi rencontrer des troubles de la circulation sanguine, avec un risque plus important de phlébite ou d'embolie à la suite d'opérations chirurgicales.

L'hypertension et le Lion

La pression artérielle correspond à la force exercée par le sang contre la paroi des artères. La tension artérielle doit normalement être inférieure à 140/90. Le premier chiffre correspond à la pression lorsque le cœur se contracte (pression la plus élevée), le second, à la pression lorsque le cœur est au repos (pression la plus faible). L'hypertension artérielle correspond à une élévation de cette pression de manière chronique. Dans la majorité des cas, l'hypertension ne s'accompagne d'aucun symptôme et le plus souvent, c'est chez son médecin que l'on découvre son hypertension. Non traitée, elle peut entraîner des dommages importants au niveau des artères, du cœur, du cerveau, des reins et de certaines parties de l'œil. L'hypertension augmente les risques de crise cardiaque, d'accident vasculaire cérébral et d'insuffisance rénale.

LES PLANTES DU LION

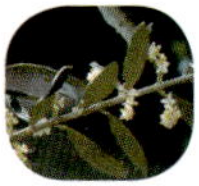 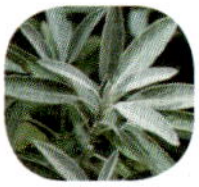 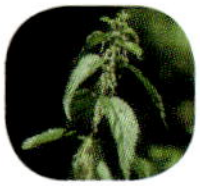 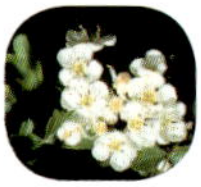 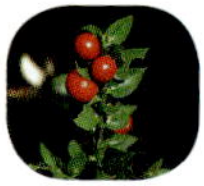 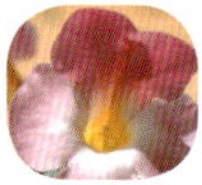 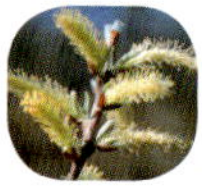

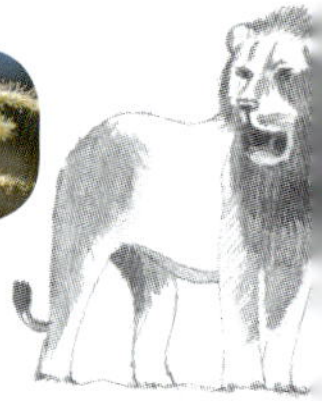

Se prémunir contre les problèmes de tension artérielle

L'**olivier** est particulièrement indiqué dans les cas d'hypertensions modérées. Les populations méridionales l'utilisent traditionnellement pour obtenir des effets diurétiques et hypotenseurs. Cette plante possède également une action vasodilatatrice. À la femme Lion qui présente la tendance inverse, à savoir l'hypotension, on conseillera prioritairement la **sauge**, plante aux multiples vertus qui préserveront sa santé tout sa vie durant.

Combattre les risques d'anémie quand on est une femme

La partie aérienne de l'**ortie** renferme tout ce dont une femme a besoin dans les périodes de fatigue, surtout si elle est anémiée. Cette plante est riche en vitamines du groupe B mais aussi en vitamines A, C et E. Ses propriétés toniques et antiasthéniques lui viennent surtout de sa teneur élevée en minéraux tels que le magnésium et le fer. Elle contient également de nombreux oligoéléments qui renforcent son action.

Les plantes du Lion

L'olivier,
la sauge,
l'ortie,
l'aubépine,
le fragon,
l'harpagophytum,
la saule,
la prêle.

Pour une meilleure régulation du rythme cardiaque

On parle de tachycardie lorsque le cœur bat trop rapidement. L'**aubépine** est la plante la plus appropriée pour soigner tous les troubles du rythme cardiaque, qu'il s'agisse d'une tachycardie ou d'une arythmie, c'est-à-dire une irrégularité des battements du cœur. Cette plante a une action étendue sur le cœur lui-même, le rythme des contractions mais aussi sur la circulation sanguine. Elle diminue les palpitations du cœur et augmente le flux dans les artères coronaires assurant ainsi au muscle cardiaque un apport plus important de sang riche en oxygène.

Soigner les thromboses

Pour soulager les problèmes liés au fonctionnement veino-lymphatique, c'est le **fragon** qui est recommandé. La plante agit sur les vaisseaux sanguins. Son action est tonifiante et vasoconstrictrice. En améliorant la résistance des capillaires, le fragon assure une meilleure dynamique vasculaire et évite ainsi tous les troubles veineux.

Se préserver des douleurs dorsales

Éviter les douleurs dorsales, c'est avant tout préserver sa colonne vertébrale de toute usure. Améliorer la santé de sa charpente dorsale ne peut se faire sans avoir des os solides. Un apport en **vitamine D** est essentiel pour prévenir la déminéralisation car cette vitamine participe au métabolisme du calcium, constituant essentiel des os avec le phosphore. En phytothérapie, l'**harpagophytum** est la plante majeure. Antalgique et anti-inflammatoire, elle est la mieux indiquée pour soulager les douleurs dorsales, qu'elles soient provoquées par l'arthrose ou par d'autres rhumatismes. Les racines d'**harpagophytum** ont également une action bénéfique générale sur toutes les articulations douloureuses.

Se débarrasser de la sciatique

L'aspirine végétale fait merveille dans ce cas. Il s'agit du **saule blanc** dont l'écorce renferme des composés salicylés qui après digestion et absorption agissent comme l'aspirine sans en avoir les inconvénients au niveau digestif. Le saule blanc calme la douleur et éteint l'inflammation. La **prêle**, riche en minéraux, et plus particulièrement en silicium, agit surtout au niveau des articulations. En favorisant la reconstitution du tissu cartilagineux, elle a des effets bénéfiques lors de problèmes articulaires ou rhumatismaux qui peuvent être à l'origine des sciatiques.

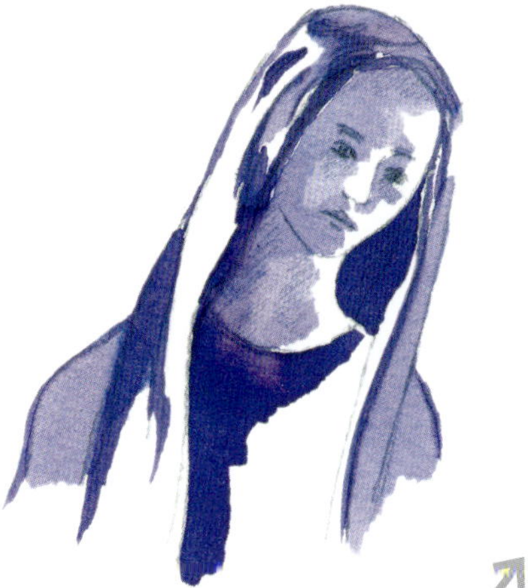

Le natif du signe de la Vierge est un inquiet ; il ne s'épanouit que lorsque son existence est parfaitement gérée. Tout doit être ordonné dans les moindres détails selon des règles et une discipline strictes.

Méthode, méthode...

Une Vierge procède méthodiquement , en être sélectif, elle trie et elle classe. On peut assimiler la Vierge à un **véritable filtre**. Dans le fonctionnement du natif de ce signe, il y a de l'ordre, de la précision et de la minutie. Pas question de se laisser aller à des élans incontrôlables, ce serait trop dangereux car il déteste être pris au dépourvu. Cela bouleverserait sa vie qu'il a construit patiemment sur des bases solides et qu'il veut cohérente, avec ses règles et ses codes. Pour dominer sa peur obsessionnelle de l'inattendu et de l'incertitude, la Vierge, inquiète de nature, use d'un sens d'analyse, d'un esprit critique et d'une logique imparables. Elle est d'ailleurs très attentive et observatrice.

Quand la Vierge est un homme

Un peu maniaque et obsessionnel, l'homme Vierge est souvent victime de ses propres angoisses. Il arrive d'ailleurs fréquemment que son anxiété qui le tourmente se répercute au niveau physique. Le natif de ce signe a facilement des tendances maniaco-dépressives. Le Vierge a un caractère caustique et tranchant. En général, il n'est pas aisé de discuter avec lui, d'autant qu'il n'envisage pas de ne pas avoir raison. Il a le goût du savoir et collectionne les connaissances intellectuelles toutefois elles sont souvent très superficielles. Alors qu'il semble fonctionner en parfait égoïste, il a un grand sens du dévouement ; il aime être utile. Mais trop de mesure conduit parfois à la démesure.

Peu de choses lui échappent, surtout pas les détails. Elle raisonne avec discernement et elle est douée d'une grande perspicacité. C'est le signe du contrôle permanent. Son mental domine sa vie.

Un univers de Vierge peut rapidement devenir routinier. Cette rigidité peut représenter un frein à toute spontanéité. En se cantonnant à cette vie où tout est disséqué et étiqueté, la Vierge peut perdre toute sensibilité et s'éloigner de la réalité d'un monde dont elle se méfie. C'est une amoureuse de la **perfection**.

Cependant, ce signe a la chance de posséder une grande faculté d'adaptation, qualité dont il se servira dans le travail, même si celui-ci est laborieux. D'ailleurs, le travail ne lui fait pas peur et il l'aborde avec une réelle efficacité. Il lui faut toutefois des garanties. De plus, il aime que son travail soit reconnu et apprécié. Derrière sa timidité apparente se cache un « faux modeste ». Il lui arrive d'être de mauvaise foi et son manque de souplesse le rend intolérant voire méprisant vis-à-vis de ceux qui ne respectent pas les mêmes règles que les siennes.

Quand la Vierge est une femme

On retrouve chez la femme Vierge les mêmes qualités et défauts qui caractérisent l'homme de ce signe. Tout aussi angoissée, elle est sujette à des états dépressifs. Mais son sens du devoir bien fait lui permet d'échapper à ses anxiétés en se dévouant pour les autres. Lorsque cette native a un objectif dans la vie, elle est pleine d'énergie et de courage. Il lui faut alors apprendre à réguler son activité, sinon elle ira jusqu'à l'épuisement et perdra tout son bon sens. Ceci est néanmoins toujours préférable à une femme Vierge qui n'a à s'occuper que d'elle-même. En effet, se sentant inutile elle aura alors comme occupation favorite de critiquer le monde entier et de ressasser ses malheurs et ses déceptions.

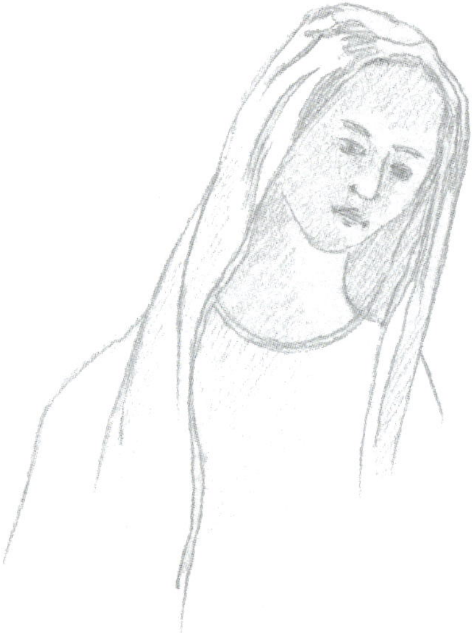

Les Vierges sont le plus souvent victimes de leurs angoisses. Et comme ce signe du zodiaque gouverne le ventre et les intestins, c'est à ce niveau que des troubles vont se faire ressentir. Les natifs du signe doivent savoir que leurs problèmes sont le plus souvent d'origine nerveuse.

La Vierge, un terrain anxieux

Chez la Vierge, c'est l'intellect qui prédomine ; elle est souvent introvertie. Le danger, au niveau physique, naît de cette inquiétude qui le tourmente. Le natif du signe de la vierge, en travailleur acharné, a tendance à en faire trop et à se retrouver emporté par le surmenage. Et comme son système nerveux est fragile, il est vulnérable aux états dépressifs. S'ajoute à cela sa fâcheuse habitude à somatiser, à exagérer ses troubles, ses difficultés et à se détendre. Le résultat donne un individu souvent fatigué, noué, angoissé, qui ne peut plus rien avaler. Les problèmes liés à cette nervosité se répercutent sur l'organisme et affectent essentiellement le système digestif avec très souvent un syndrome du côlon irritable. Toutefois, plus résistant qu'il ne laisse paraître, il récupère en général assez vite.

La Vierge gouverne l'abdomen et le système nerveux

Vulnérabilité au stress, à l'anxiété
Vulnérabilité aux états dépressifs transitoires(femme)
Syndrome du côlon irritable
Entérites
Diarrhées
Constipation
Syndrome prémenstruel (femme)

La zone abdominale est en corrélation avec le signe

Le dysfonctionnement des intestins de la Vierge, qui sont très fragiles, est presque permanent. Colites, entérites, diarrhées ou constipation sont des maladies qui touchent régulièrement le signe. La Vierge est vulnérable aux intoxications et aux parasitoses. Mais c'est aussi la région abdominale dans son ensemble qui peut être le siège de désordres. La circulation lymphatique au niveau du ventre et l'utérus chez la femme Vierge est concernée par certaines pathologies. Cette dernière connaît aussi des ennuis spécifiquement féminins qui commencent à l'adolescence et l'abandonnent après la ménopause, avec en particulier une sensibilité plus grande au syndrome prémenstruel.

Signe opposé : le Poissons

Pour un natif du signe de la Vierge, le signe opposé dans lequel se situe son Soleil est le Poissons. Il devra donc faire attention à sa rate qui peut être le siège de troubles. De plus, son système immunitaire est assez vulnérable.

Si votre ascendant est Vierge

Surveillez votre équilibre nerveux et surtout vos intestins ; c'est votre point faible. Il est important que vous buviez et que vous éliminiez correctement tous les jours.

Le syndrome du côlon irritable et la Vierge

Considéré comme un désordre du système digestif et non comme une maladie, le syndrome du côlon irritable est le plus souvent lié au stress. On en ignore cependant les causes exactes mais on sait qu'il y a des facteurs déclenchants. Une alimentation trop riche en matières grasses et en sucres raffinés peut amplifier les troubles. La principale fonction du côlon est d'absorber l'eau et les sels minéraux contenus dans les aliments digérés qui forment les selles. Chez certaines personnes, l'intestin est plus fragile et réagit fortement à des stimuli comme la consommation de certains aliments et les émotions. Il en résulte un désordre au niveau du transit intestinal qui se traduira par des crampes, des ballonnements et des flatulences voire, selon les individus, par de la diarrhée ou de la constipation. Le syndrome du côlon irritable peut être chronique selon les individus et l'intensité des symptômes peut varier en fonction du moment de la journée. Chez la femme, les symptômes sont souvent amplifiés pendant les règles.

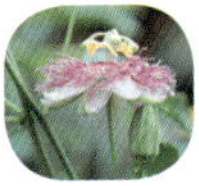
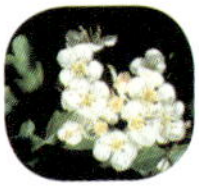
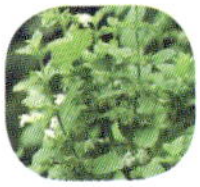
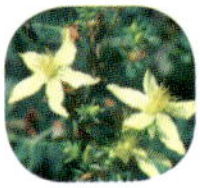
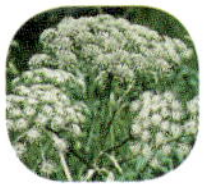
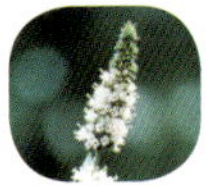

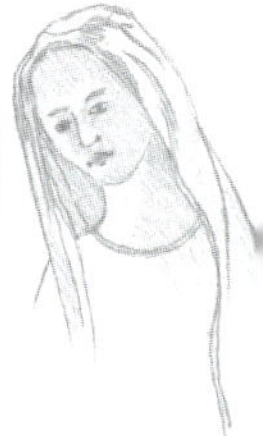

Contrôler le stress et l'anxiété

Sans entraîner d'accoutumance ni de dépendance, la **passiflore** se révèle être un excellent remède dans les périodes de grande nervosité. Elle a une action antistress renforcée par des effets bénéfiques sur le sommeil. L'**aubépine** agit elle aussi sur les états de nervosité, d'anxiété et d'irritabilité. Cette fleur est un sédatif efficace qui présente les mêmes bienfaits que la mélisse en agissant aussi sur tous les troubles associés d'origine nerveuse (digestifs notamment).

Être moins vulnérable aux états dépressifs transitoires

Les femmes Vierge seront soulagées par une plante qui fait merveille en cas de dépression transitoire : le **millepertuis**. Cette plante est un antidépresseur naturel particulièrement efficace qui ne présente pas d'effets indésirables contrairement aux antidépresseurs chimiques.

Les plantes de la Vierge

La passiflore,
l'aubépine,
la mélisse,
le millepertuis,
l'angélique,
la menthe,
l'ispaghul,
la mauve,
l'huile d'onagre,
le radis noir,
le curcuma.

Se préserver du syndrome du côlon irritable

Les racines de l'**angélique** possèdent des vertus antispasmodiques qui lui permettent d'agir sur les colites en calmant efficacement les spasmes intestinaux et les douleurs. L'angélique évite la formation des gaz et atténue les ballonnements. La

menthe poivrée épaulera l'action bénéfique de l'angélique. Elle calme les brûlures et les spasmes intestinaux.

Remédier aux problèmes de constipation

Excellent remède contre la constipation, l'**ispaghul** est un rééducateur du transit intestinal. Ses mucilages forment dans l'estomac, en présence d'eau, un gel qui augmente le volume et l'hydratation des selles. Les mucilages que renferme la **mauve** ont également un effet laxatif léger et une action calmante sur le colon irritable.

Traiter le syndrome prémenstruel

L'**onagre** est certainement la plante la plus intéressante pour soigner les troubles associés au syndrome prémenstruel. L'**huile d'onagre** apaise les femmes en mettant fin aux ballonnements, aux tensions mammaires et aux migraines. Grâce à elle, la femme Vierge sera moins nerveuse, moins anxieuse et moins irritable. Elle retrouvera aussi un sommeil de qualité.

Éviter les crises de foie

Le **radis noir** favorise le drainage du foie et de la vésicule biliaire facilitant ainsi l'élimination des toxines et des déchets. Enfin, il y a une plante qui convient parfaitement aux natifs de la Vierge, à plus d'un titre : c'est le **curcuma**. Remède traditionnel contre la crise de foie, cette plante augmente la synthèse de la bile par les cellules du foie et son excrétion dans l'intestin. Elle agit aussi sur le syndrome du côlon irritable en augmentant la production du mucus gastrique et en calmant les inflammations locales.

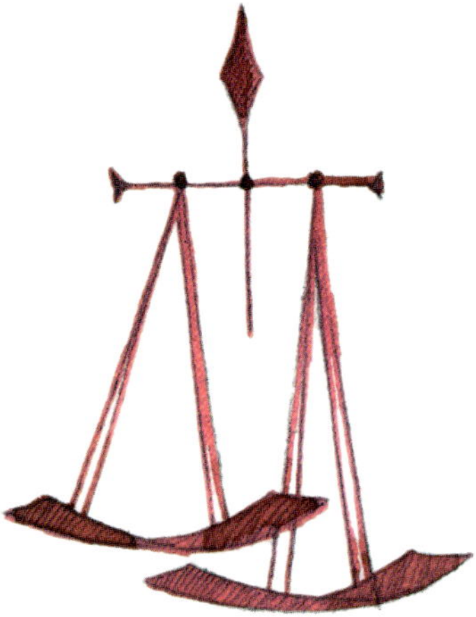

Vivre sous le signe de la Balance c'est être en recherche perpétuelle d'harmonie. Tous ses choix se feront en fonction de cette quête qui peut parfois se révéler périlleuse. Le natif de ce signe n'est pas un combatif ; il préfère les concessions et le dialogue à l'affrontement.

Éloge du dialogue

Une des caractéristiques majeures de la Balance est que ce signe du zodiaque déteste les conflits et les disputes. Son aversion pour les querelles et les attitudes extrêmes a fait de lui un être **diplomate** qui dialogue et utilise toute la souplesse nécessaire pour arriver à communiquer sans parti pris. Dans ces relations avec les autres, le natif de la Balance n'use d'aucune agressivité. Si le besoin s'en fait ressentir, aidé par son esprit très ouvert et son sens aigu des nuances, il négociera pour trouver des solutions équilibrées. Un environnement harmonieux est certainement ce qui amènera la Balance à s'épanouir véritablement. Le signe est

Quand la Balance est un homme

Élégance, finesse, souplesse et distinction naturelles caractérisent la silhouette de l'homme né Balance. Agréable à regarder, il ne donne toutefois pas une réelle impression de robustesse. C'est un homme très émotif et le moindre accroc susceptible de mettre en péril son équilibre le désarçonne. S'ensuivent rapidement des décharges d'adrénaline, le rouge lui monte aux joues puis il pâlit. Bien que conciliant, il y a une certaine rigidité dans son comportement car il supporte mal que les choses changent et perdent ainsi toute harmonie. N'oublions pas que la Balance est un signe d'air et qu'on lui attribue un tempérament nerveux.

donc perçu comme étant doté d'une **grande tolérance** et d'une impartialité de jugement. Toutefois, cette tolérance est souvent passive. Ces qualités peuvent se transformer en faiblesse car le natif du signe préfèrera accepter sans discuter et sans critiquer. Il se conformera à son environnement et aux autres. La Balance est d'ailleurs très tributaire de ce qui l'entoure. Sa personnalité et son comportement découlent souvent de la société dans lequel il évolue, d'autant plus qu'il éprouve de réelles difficultés à faire des choix et à prendre des décisions. Le natif de la Balance aime se sentir épaulé et dirigé. Il a constamment besoin de l'approbation d'autrui et préfère s'enfermer dans une situation de compromis au lieu d'exprimer ce qu'il désire vraiment. Se retrouver seul peut réellement devenir générateur d'angoisses. Il doit se sentir aimé et apprécié. Son souci de plaire fait du natif de ce signe un être aimable, gentil, sociable, souvent de bonne humeur et enthousiaste. En société, son comportement est charmeur, parfois allant jusqu'à la séduction. La Balance se révèle être le plus souvent une personne de nature délicate et sensible. Néanmoins cette sensibilité est en général très intériorisée. Il est difficile de savoir si le natif de ce signe est toujours sincère puisqu'il adopte facilement une façade pour assurer un climat de bonne entente dans la plupart des situations.

Quand la Balance est une femme

Il est tout aussi agréable de voir évoluer une femme Balance que de regarder les hommes du signe. Son allure montre tant de grâce qu'elle fait de cette femme un être plein de charme. Vénus, sa planète dominante, marque de son sceau sa féminité. En grande séductrice, elle est d'ailleurs assez soucieuse de son apparence. Douée d'une grande sensibilité et facilement perturbée par les agressions du monde extérieur, elle est cependant plus endurante qu'elle ne le laisse paraître.

LA SANTÉ DE LA BALANCE

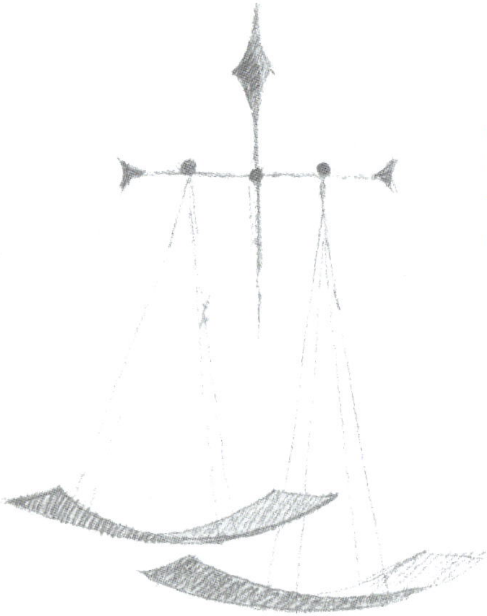

Le signe de la Balance n'est pas d'une grande vitalité et son émotivité excessive lui fait craindre des désordres dont il pâtira fréquemment. Les crises qui surviennent généralement en période de conflits affectent les reins et toute la région lombaire.

Les troubles rénaux sont à craindre

Les reins sont l'organe sensible du signe de la Balance. Les troubles qui les affectent peuvent aller de la simple inflammation ou de la douleur bénigne à des calculs rénaux. Le natif de ce signe doit particulièrement s'assurer qu'il élimine correctement et suffisamment car, associé aux reins, c'est l'appareil urinaire dans son ensemble qui est fragile. Toute sa vie, le natif de la Balance devra surveiller ses reins et sa vessie. Chez la femme du signe, des cystites sont fréquentes au tournant de la ménopause et il arrive que les ovaires soient également la cible d'ennuis médicaux.

Le signe de la Balance gouverne les émotions, la zone lombaire, les reins et l'appareil urinaire

Spasmophilie
Lumbagos
Calculs rénaux
Néphrites
Cystites
Allergies cutanées, dermatites, urticaire

La Balance doit éviter les situations de crise

Les agressions du monde extérieur comme le bruit, la violence, les conflits affectent au plus haut point la Balance. Dans ces situations extrêmes pour lui, ses réactions d'émotivité mettent en jeu ses glandes surrénales ce qui provoque des troubles des fonctions physiologiques avec un déséquilibre du statut en magnésium. La Balance est très sujette à la spasmophilie.

La région lombaire est fragile

Le signe de la Balance gouverne en fait toute la zone du bas du dos. Et à ce niveau, sa colonne vertébrale montre des faiblesses. Attention au lumbago mais aussi aux contractures musculaires douloureuses. Elles vous guettent à chaque instant, surtout avec votre caractère sensible qui a trop souvent des retentissements sur votre santé. Il arrive d'ailleurs que vos difficultés et ce malaise intérieur habituel chez vous se traduisent par des problèmes de dermatites, d'urticaire, de dermographisme et d'allergies cutanées.

Signe opposé : le Bélier

La Balance doit prendre en compte les faiblesses du signe du Bélier. Ce sont les migraines qui sont le plus à craindre. Vous pouvez également être sujet à des problèmes d'ordre musculaire.

Si votre ascendant est Balance

Surveillez vos reins et votre peau. Ce sont les points faibles de ce signe du zodiaque.

Les cystites et la Balance

La cystite est une inflammation de la paroi de la vessie. Dans la majorité des cas elle est d'origine infectieuse. Les femmes sont particulièrement exposées aux infections urinaires du fait de leur anatomie et, chez la Balance, ces infections récidivent facilement. Que se passe-t-il en réalité ? Les bactéries remontent depuis la vulve jusqu'à la vessie par l'urètre et déclenchent une infection urinaire. L'infection entraîne une inflammation de la muqueuse, qui peut être très douloureuse, et une envie continuelle d'uriner. Il peut arriver qu'il y ait du sang dans les urines. Les facteurs déclenchants sont multiples. Dès les premiers symptômes, il est nécessaire d'envisager un traitement antibiotique afin d'éviter les complications telles qu'une affection des voies urinaires ou des reins. Quelques conseils pour madame Balance : pensez à boire beaucoup, évitez les sous-vêtements en synthétique et prenez l'habitude d'uriner après chaque rapport sexuel.

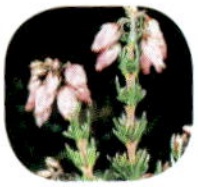
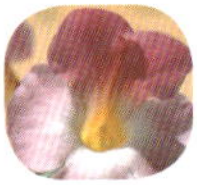
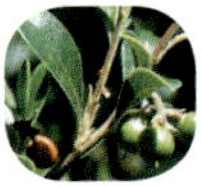
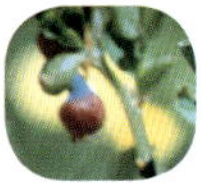
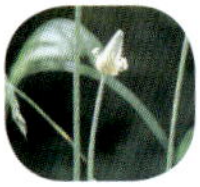
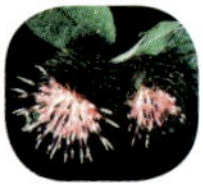
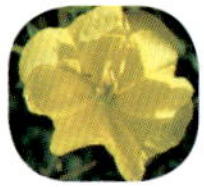
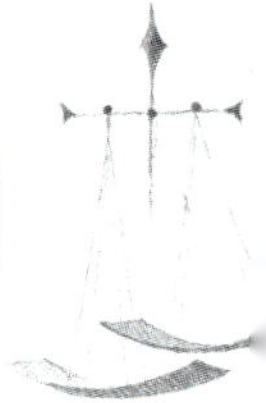

Traiter la spasmophilie

La spasmophilie est liée à un déséquilibre minéral (déséquilibre calcium-phosphore, déficit dans la fixation du magnésium). Issue de sédiments marins fossiles, la **dolomite** est une roche très riche en minéraux naturels que les spasmophiles devraient tous connaître. C'est un carbonate double de calcium et de magnésium qui apporte ces minéraux dans des proportions équilibrées.

Vaincre les lumbagos

Si vous avez mal au dos, ayez le réflexe **harpagophytum**. Une absence d'effets secondaires ainsi qu'une bonne tolérance gastrique permettent l'usage régulier de cette plante maîtresse de tous les problèmes de dos. Grâce à l'action anti-inflammatoire et antalgique des composés de ses racines, l'harpagophytum soulage les douleurs et améliore la souplesse des articulations.

Les plantes de la Balance

L'harpagophytum,
la bruyère,
la busserole,
la myrtille,
la canneberge,
le plantain,
la bardane,
l'onagre,
l'aubier de tilleul.

Éliminer les calculs rénaux

La **bruyère** est un excellent diurétique. Elle augmente le volume des urines et favorise l'élimination des calculs. Par ses vertus dépuratives, l'**aubier de tilleul** agit à la fois au niveau hépatique et sur les reins en facilitant les fonctions d'élimination. Le potassium, quant à lui, réduit l'excrétion de calcium ; il pourrait permettre de diminuer les risques de formation de calculs. Le meilleur moyen d'augmenter son apport en **potassium** est de manger beaucoup de fruits et de légumes. On trouve également du potassium en gélules en parapharmacie.

Se débarrasser des cystites

Trois plantes sont incontournables: la myrtille, la canneberge (ou « cranberry ») et la busserole.

Les baies et les feuilles de **myrtille** ont une action antiseptique vis-à-vis de la bactérie *Escherichia coli*, responsable des infections urinaires, ce qui en fait une aide précieuse dans la prise en charge des cystites.

La **canneberge** permet de réduire significativement la fréquence des infections urinaires en cas d'infections récidivantes. Elle empêche les bactéries d'adhérer aux parois de la vessie. La **busserole** a également une action antiseptique contre *Escherichia coli*. C'est un puissant antibactérien et un véritable désinfectant urinaire.

Prendre soin de sa peau

Pour soigner les allergies cutanées, les dermatites et l'urticaire, trois plantes sont à conseiller. Le **plantain** est à utiliser en traitement d'appoint des affections dermatologiques pour ses propriétés antiallergiques. La **bardane** traite de façon efficace pratiquement tous les problèmes de peau. Son action, à la fois antibactérienne et antifongique, est renforcée par ses propriétés dépuratives qui permettent un drainage de l'organisme. L'emploi de la bardane est conseillé lors des crises d'urticaire, mais aussi pour traiter l'acné, l'eczéma, les furoncles, les abcès et le psoriasis. L'**onagre**, qui entre dans la composition de nombreux produits cosmétologiques, agit contre l'eczéma.

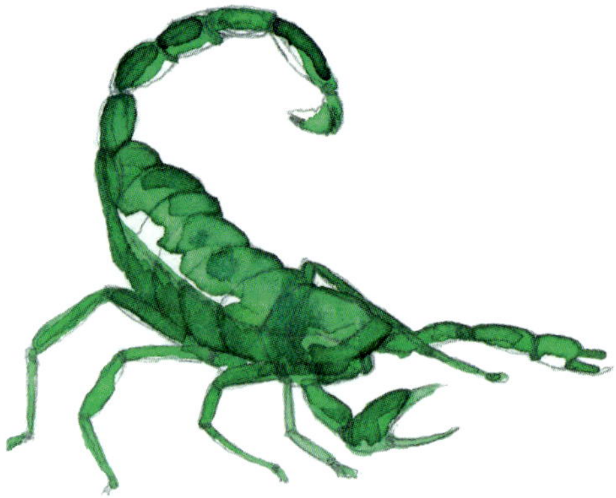

Le natif du Scorpion mène une existence compliquée dans laquelle se mêlent des pulsions contradictoires. Rien ne l'attire plus que de sortir des sentiers battus. Curiosité ou provocation ? Le Scorpion est décidément difficile à saisir.

Quand le Scorpion est un homme

L'homme Scorpion est fascinant jusqu'à pouvoir vous faire éprouver de la peur. Il semble porteur d'un pouvoir immense. Son regard lui sert d'arme. Doté d'une grande endurance et d'une vitalité sans commune mesure, il est actif en permanence. Et quoi qu'il fasse, ce ne sera jamais à moitié et toujours avec beaucoup d'intransigeance. Il ira jusqu'au bout avec une énergie exceptionnelle. Il en est de même pour son caractère dont chaque trait est vécu à l'extrême. Il est difficile, voire impossible de connaître les intentions d'un Scorpion qui excelle d'ailleurs dans le goût du mystère. Ce sens du secret dans lequel il se complaît parfaitement lui donne une impression de pouvoir toujours plus grand vis-à-vis d'autrui.

Du combat à la création

De la personnalité du Scorpion émane une puissance considérable. Et il en est conscient. Il sait s'en servir car il ne déteste rien de plus que de se soumettre à une volonté autre que la sienne. Il n'aime pas obéir. Son sens du combat associé à sa nature agressive en font un être redoutable capable de ressentir de l'exaltation à tourmenter et à détruire. Cependant on dit souvent de ce signe que son désir de destruction n'existe chez lui que pour mieux rebâtir. Le monde est en fait pour le Scorpion un véritable terrain d'expérimentation. C'est un **créateur**. Et ce qu'il applique aux autres, il n'hésitera pas à l'appliquer à lui-même. Par ailleurs, les obstacles et les défis le motivent et le stimulent. Rien ne semble décourager un

Scorpion, surtout pas l'adversité. De plus, il saura toujours se relever des pires épreuves. Il passera, si nécessaire, par des sentiers obscurs et tortueux, mais il finira par trouver l'issue.

Son sens de l'observation et sa perspicacité lui confèrent des capacités d'investigation considérables. Et le Scorpion a du flair. C'est un individu **extrêmement curieux** qui adore disséquer tout ce qui l'entoure et fouiller la réalité pour en faire émerger la vérité. Doté d'un sens critique acéré, le natif du signe ne pardonne pas. Il n'existe pas de sentiment de pitié chez un Scorpion. Il est d'ailleurs peu conciliant et adore démonter les arguments de l'autre. Est-ce un désir de provocation ou un réel besoin de défendre ses convictions et de triompher ? En fait le Scorpion recherche continuellement cette confrontation pour laquelle il est particulièrement bien armé. C'est un être caustique, percutant et d'une ténacité féroce.

Derrière cette apparence froide et rigide se cache cependant un être rempli de sensibilité, capable d'aimer profondément et sincèrement. La nature du Scorpion est passionnée et absolue.

Quand le Scorpion est une femme

On pourrait définir la femme née sous le signe du Scorpion comme un être magnétique et envoûtant qui, à la fois, attire et effraie. Son goût pour le mystère amplifie cette impression de fascination qu'elle peut exercer. Son caractère est affirmé, sa personnalité est forte et elle sait imposer sa volonté. Mais comme l'homme du signe, son véritable ennemi se cache dans cette tendance à l'autodestruction irraisonnée qui arrivera à la miner de l'intérieur si elle n'y prend pas garde. La femme Scorpion aime séduire, mais elle s'exprime pleinement lorsqu'il y a de l'adversité et des défis à relever.

LA SANTÉ DU SCORPION

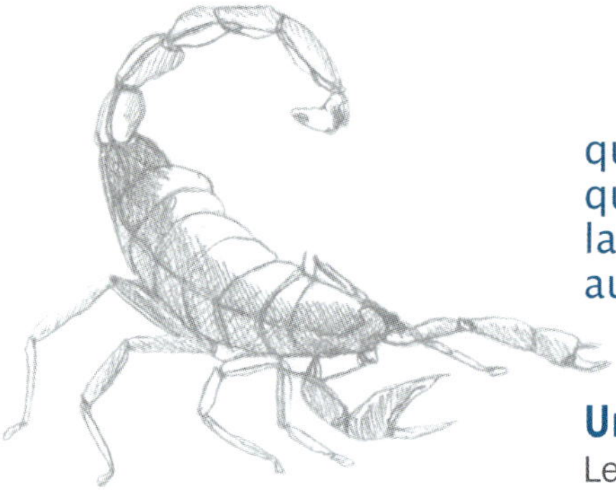

C'est au niveau de la sphère génitale qu'existent des risques d'ennuis de santé, que ce soit chez l'homme Scorpion ou chez la femme du signe. La zone anale est, elle aussi, particulièrement sensible.

Un tempérament émotionnel fort

Le signe du Scorpion symbolise les forces de vie et de mort. Il en découle des tendances à la destruction mais aussi à l'autodestruction qui conduiront à des phases de régénération. Sous l'influence de ces forces antagonistes, le natif du signe se retrouve souvent en proie à des conflits intérieurs qu'il extériorise par des somatisations et transforme en maladies. Ce tempérament propre au Scorpion menace réellement sa santé qui est pourtant de fer.

Sa résistance physique est bien plus importante que celle de la plupart des autres signes du zodiaque. De plus, le Scorpion dispose d'une bonne réserve d'énergie. Néanmoins il présume souvent de ses forces physiques et se retrouve dans un état de surmenage. Il perd alors subitement toute vitalité.

Le Scorpion gouverne les organes génitaux et le rectum

Hémorroïdes
Vaginites (femme)
Fibromes (femme)
Règles douloureuses, syndrome prémenstruel (femme)
Adénome de la prostate (homme)

Pluton est associé à la sexualité

Pluton est la planète dominante du Scorpion. Sur le plan corporel, elle gouverne les organes génitaux. Chez la femme Scorpion, les déséquilibres peuvent être hormonaux. Ses règles seront douloureuses avec des possibilités d'hémorragies. Cette native est aussi prédisposée aux risques de fausses couches et à la stérilité. Elle est exposée aux inflammations de type vaginite. L'homme Scorpion connaîtra lui aussi des ulcérations ou des inflammations au niveau des organes sexuels, avec notamment une plus grande vulnérabilité aux prostatites aiguës pouvant devenir chroniques et une prédisposition à l'adénome prostatique.

La fragilité de l'anus se traduit en général par des hémorroïdes. C'est un des points faibles du signe qu'il faut surveiller.

Signe opposé : le Taureau

Pour un natif du Scorpion, les fragilités du Taureau doivent être prise en compte. Il devra donc être vigilant pour tout ce qui touche à la gorge, au larynx et au pharynx. Il sera sujet aux angines.

Si votre ascendant est Scorpion

L'homme doit surveiller sa prostate. Quant à la femme, ce sont les ovaires qui doivent être contrôlés régulièrement.

Les hémorroïdes et le Scorpion

Les hémorroïdes sont la conséquence d'une dilatation anormale récurrente ou permanente des veines situées près de l'anus et du rectum. Les crises hémorroïdaires sont douloureuses mais ne sont pas dangereuses. Elles sont en fait similaires à des varices. On distingue deux types d'hémorroïdes selon leur localisation. Lorsqu'elles sont externes, elles sont situées sous la peau qui entoure l'anus. Elles sont dans ce cas excessivement douloureuses. Il arrive parfois qu'un caillot sanguin se forme dans la veine dilatée ce qui provoque une inflammation associée à une douleur aiguë. L'hémorroïde apparaît alors comme une petite tuméfaction bleutée et dure sous la peau. Elles peuvent se former également dans le rectum. On parle alors d'hémorroïdes internes. N'entraînant aucune souffrance, elles donnent cependant l'impression que le rectum est plein. Elles peuvent provoquer des saignements. La pression sur les veines rectales, qui est à l'origine des hémorroïdes, est favorisée par la constipation, la grossesse, une position assise ou debout prolongée, la diarrhée, l'effort physique intense et l'obésité.

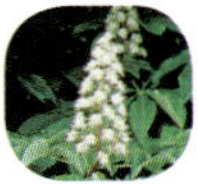 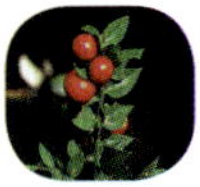 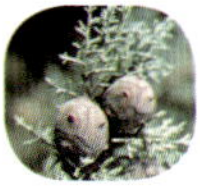 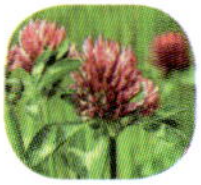 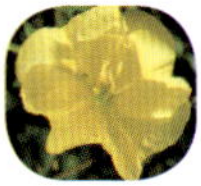 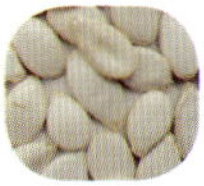 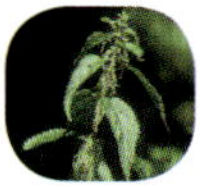 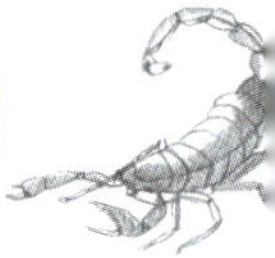

En finir avec les hémorroïdes

S'il est vrai que l'écorce du **marronnier d'Inde** agit sur tous les troubles de la circulation veineuse, il faut lui reconnaître sa spécificité dans les crises hémorroïdaires. Outre le fait qu'elle a des propriétés anti-inflammatoires qui soulagent la douleur qui accompagne les hémorroïdes, l'écorce du marronnier d'Inde est un formidable veinotonique qui permet de prévenir les récidives. Au même titre que le marronnier d'Inde, le **fragon** est également indiqué. Il améliore le tonus veineux et fluidifie le sang. Cette plante a aussi des effets vasoconstricteurs, anti-oedémateux et anti-inflammatoires. D'une grande efficacité également, le **cyprès** est recommandé dans le traitement des troubles de la circulation veineuse. Ce sont en fait ses cônes qui présentent un grand intérêt autant pour leur action anti-inflammatoire que veinotonique.

Règles d'or pour éviter les hémorroïdes

Lutter contre la prise de poids
Éviter la constipation
Favoriser les aliments riches en antioxydants
Éviter les boissons alcoolisées, les épices et tous les excitants
Boire de l'eau faiblement minéralisée (Vittel, Contrexéville, Evian) à jeun le matin et entre les repas au moins 1,5 litre par jour.

Soigner le syndrome prémenstruel

Beaucoup de plantes pourront être utiles. Nous en retiendrons principalement deux. L'**onagre** donne une huile, extraite de ses graines, qui est riche en acide gamma-linolénique. Cette huile régularise les hormones de la femme. Elle agit donc sur les ballonnements, les tensions mammaires mais aussi sur l'irritabilité, la nervosité et l'anxiété fréquentes au moment des règles. Il est également possible d'utiliser l'**armoise**. Prise régulièrement pendant la deuxième moitié du cycle, cette plante permet de lutter contre tous les symptômes du syndrome prémenstruel. Elle agit également de façon très nette sur les douleurs et les spasmes. Enfin, pour les femmes Scorpion qui présentent un cycle irrégulier ou qui ont des règles peu abondantes, l'armoise est là encore la plante de la situation.

Les plantes du Scorpion

Le marronier d'Inde,
le fragon,
le cyprès,
le trèfle rouge,
l'huile d'onagre,
l'armoise,
l'huile de pépins de courge,
la racine d'ortie.

Soigner l'adénome de la prostate

Utilisé tant en Asie qu'en Occident, le **trèfle rouge** a de nombreuses vertus thérapeutiques. Cette plante renferme plus d'une centaine de composés potentiellement actifs dont certains se comportent comme des hormones naturelles. Ce sont ces hormones végétales qui sont à l'origine de l'action bénéfique du trèfle rouge sur les troubles de la prostate.

L'**huile de pépins de courge** est riche en phytostéols, stérols végétaux qui permettent d'améliorer les symptômes touchant la prostate. Enfin, la **racine d'ortie** exerce aussi une action bénéfique. Cette plante diminue le volume de la glande et améliore le flux urinaire. L'association huile de pépins de courge et racine d'ortie constitue un excellent traitement de fond.

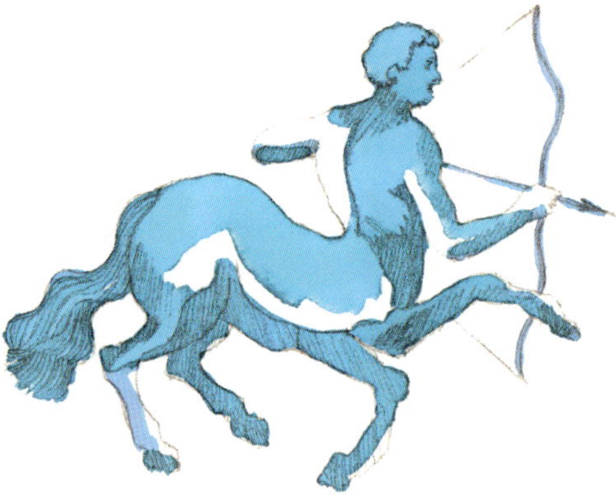

Le Sagittaire est traditionnellement représenté par le centaure, être mi-homme, mi-cheval tendant un arc. Cette image symbolise la nature double du signe qui est attiré par le matériel comme par le spirituel.

Quand le Sagittaire est un homme

L'homme Sagittaire amène à la confidence et il a d'ailleurs un réel intérêt pour les autres ; il aime être entouré. C'est toujours avec sincérité qu'il ira vers les autres, bien que son propre épanouissement passe avant tout dans sa vie. Il n'en demeure pas moins un homme gentil et optimiste, amoureux de la bonne chair et aimant bien vivre. Il peut cependant être brusque, surtout lorsque vous le critiquez. Il ne le supporte pas. Sa susceptibilité le conduit parfois à des colères redoutables. Mais il se met en colère surtout lorsqu'il sent qu'on l'étouffe. Il est en général très indépendant. On retrouve souvent chez le natif du Sagittaire cette nature double qui le dote d'un esprit à la fois rebelle et conformiste, respectueux de l'ordre.

Le natif du Sagittaire ne tolère ni les contraintes, ni les cadres de vie trop étroits. Une grande force intérieure l'incite à se développer et à évoluer tout au long de sa vie. Jupiter, la planète dominante du signe, est généralement associée aux possibilités d'expansion de l'être. Ce signe du zodiaque a donné naissance à de grands voyageurs et à de grands explorateurs. Cependant, le Sagittaire peut tout aussi bien être ancré dans la société et utiliser ses capacités d'expansion dans des domaines beaucoup plus matérialistes que spirituels. Pourtant, quoi que l'individu fasse, il recherchera toujours son équilibre auquel il attache un grand prix. Il se situera à mi-chemin entre l'idéal et le concret.

Le Sagittaire est **très réaliste**. Son esprit méthodique et son sens de l'organisation lui sont d'une aide précieuse dans la quête de son épanouissement. Le natif de ce signe s'enfermera soit dans le conformisme, s'il choisit la voie de la réussite matérielle, soit dans la recherche continuelle d'horizons inconnus s'il choisit de vivre dans de grands espaces. Le signe est plutôt marqué par la réussite de ses entreprises. Là aussi, Jupiter le protège. C'est sa « bonne étoile ».

Quand le Sagittaire est une femme

La première impression que donne la femme Sagittaire est celle d'une forte présence physique, d'une aisance et d'une allure assurée et énergique. Elle a du caractère et elle est orgueilleuse. Cependant, son humeur est changeante. Elle passe de l'euphorie à un état proche de la dépression ou se laisse aller à de grandes colères subites ce qui, comme chez l'homme du signe, l'amène plus que d'autres à rechercher son équilibre. Intellectuellement, elle est curieuse de tout et avide d'apprendre. Elle s'intéresse d'ailleurs à mille choses. Son désir d'évoluer dans la vie est insatiable mais on peut parfois se demander si elle ne cherche pas en réalité à prouver qu'elle est capable.

Le Sagittaire est un humaniste

Sa bonhomie lui donne un air rassurant aux yeux de son entourage. Il inspire la confiance et laisse l'impression que toutes les difficultés sont surmontables et qu'il trouvera toujours la solution. Le Sagittaire montre d'ailleurs une grande largeur de vue et il est doué d'un caractère enthousiaste. C'est aussi un individu très chaleureux avec ceux qu'il aime. Il s'efforce de se comporter avec ses proches de manière à ce qu'ils se sentent sereins en sa présence. Le signe est marqué par un grand sens de l'humanisme. Néanmoins, il lui arrive aussi d'être suffisant car il reste persuadé que sa manière de vivre et de penser est le meilleur modèle qui soit. Ses conseils sont forcément les bons et il a une fâcheuse tendance à les prodiguer avec paternalisme.

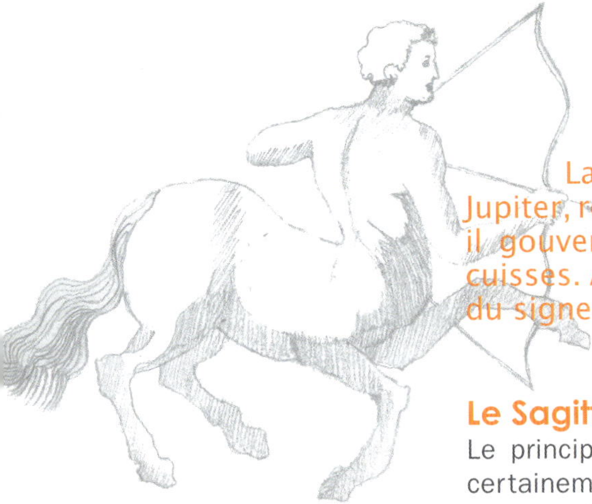

La planète dominante du Sagittaire, Jupiter, régit le foie. Quant au signe zodiacal, il gouverne la région des hanches et des cuisses. Autant de points faibles que le natif du signe devra surveiller.

Le Sagittaire a une nature gourmande

Le principal problème du signe du Sagittaire est certainement d'aimer bien manger, et parfois avec excès. S'il ne s'impose pas une discipline draconienne pour mener une vie saine, son foie et sa vésicule biliaire seront mis à rude épreuve. Ces abus peuvent générer à terme une hypertension artérielle, un taux de cholestérol élevé, des troubles hépatiques et conduire au surpoids. La cellulite guette la femme Sagittaire si elle ne se surveille pas.

Par ailleurs, les colères et les sautes d'humeur fréquentes du signe malmènent également le foie et la vésicule biliaire. Parfois, sa nature émotive lui vaut des allergies cutanées. Boutons d'herpès, eczéma l'affectent lorsqu'il est contrarié.

Le Sagittaire gouverne le foie, la vésicule biliaire, les hanches et les cuisses

Taux de cholestérol élevé
Calculs biliaires
Cellulite (femme)
Contractures musculaires
Sciatique
Crampes
Claquages
Arthrose

Des hanches et des cuisses fragiles

Le Sagittaire doit se méfier des contractures musculaires, des claquages et des crampes au niveau des cuisses. En vieillissant, les risques d'arthrose sont grands pour le natif du signe. Il n'est pas à l'abri non plus de crises de sciatique. Ses hanches, particulièrement fragiles, peuvent être le siège de luxations.

Finalement, après ce tour d'horizon des faiblesses du signe, qu'elles se situent au niveau hépatique ou dans la région des hanches et des cuisses, il ressort avant tout que la santé du Sagittaire est en rapport direct avec son hygiène de vie. Tempérer sa gourmandise et entretenir son corps préserveront à coup sûr sa santé.

Signe opposé : le Gémeaux

Si vous êtes né Sagittaire, le signe opposé dans lequel se situe votre Soleil est le Gémeaux. Il faudra donc être attentif à la zone pulmonaire mais aussi aux bras, aux avant-bras et aux poignets.

La cellulite et le Sagittaire

À l'origine de la cellulite, on trouve l'adipocyte, une cellule de l'hypoderme, réservoir de graisses aux capacités de stockage quasiment illimitées : sa taille peut-être multipliée par 60 ! Les adipocytes sont regroupés en petites vésicules séparées par des cloisons inextensibles. Les adipocytes, en augmentant de volume, entraînent un étirement des cloisons. Il se forme des dépressions visibles à la surface de la peau qui devient matelassée : c'est la peau d'orange. Les adipocytes gorgés de graisse compriment les vaisseaux sanguins et lymphatiques. La microcirculation et les échanges cellulaires sont alors perturbés ce qui favorise la rétention d'eau dans les tissus.

Si votre ascendant est Sagittaire

Les troubles hépatiques et vasculaires, comme la formation d'hémorroïdes, représentent les risques majeurs d'une personne dont l'ascendant est le signe du Sagittaire.

LES PLANTES DU SAGITTAIRE

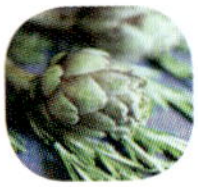 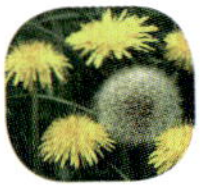 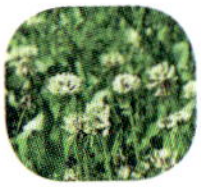 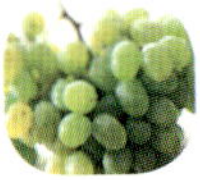 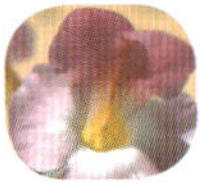 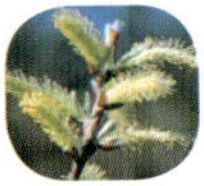 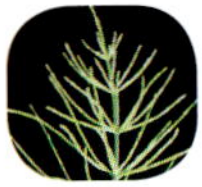 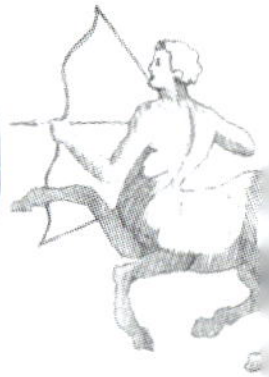

Contrôler son cholestérol

Le Sagittaire est d'une nature gourmande et ses excès se lisent sur sa feuille d'analyse sanguine à la ligne « cholestérol ». L'**artichaut** convient bien au Sagittaire puisqu'il abaisse le taux de cholestérol et de triglycérides. Mais pour réduire la quantité de cholestérol sanguin, les **phytostérols** sont encore plus efficaces. À cause de la similitude de leur structure chimique avec celle du cholestérol, les phytostérols entrent en compétition avec ce dernier dans l'intestin, le rendent moins soluble et l'empêchent d'être absorbé. Pratiquement tous les végétaux contiennent des phytostérols, mais en général, l'alimentation ne suffit pas à obtenir la dose thérapeutique (1 à 2 grammes par jour).

Les plantes du Sagittaire

L'artichaut,
le pissenlit,
le chiendent,
le marc de raisin (extrait de pépins de raisin),
l'harpagophytum,
le saule,
la prêle
les phytostérols.

Prévenir la formation de calculs biliaires

En stimulant les foies paresseux, le **pissenlit** améliore l'écoulement de la bile et permet l'élimination des calculs biliaires. C'est en raison de ses propriétés diurétiques que le chiendent est conseillé pour prévenir les problèmes de calculs.

Ne pas laisser la cellulite s'installer

En cas de cellulite, les vaisseaux, écrasés par les amas de graisse, n'assurent plus leur rôle de détoxicant. En accélérant la circulation de la lymphe et en améliorant la circulation sanguine, on remédie à tout cela. Les **extraits de pépins de raisin** sont de bons alliés. Ils ont un effet veinotonique (ils fluidifient le sang, stimulent la contraction veineuse et renforcent les parois vasculaires) et désinfiltrant (ils améliorent le drainage des tissus et favorisent l'élimination des déchets). Contre la rétention d'eau, deux plantes sont conseillées : l'orthosiphon et la piloselle.

Soulager les souffrances de la sciatique

En raison de son action anti-inflammatoire et analgésique, l'**harpagophytum** est la plante des maux de dos. Elle calme la douleur de la sciatique et prévient les crises en permettant de conserver des vertèbres en bon état, les préservant de l'arthrose. L'écorce de **saule blanc**, tout comme la reine-des-prés, contient des dérivés salicylés (de la même famille que l'aspirine) qui ont une action analgésique. La **prêle** est intéressante en traitement de fond car c'est une plante reminéralisante (haute teneur en silice végétale associée à d'autres minéraux).

Soigner l'arthrose

Pour soigner les crises aiguës, l'harpagophytum associé au saule blanc ou à la **reine-des-prés** calme rapidement les inflammations et les douleurs du rachis lombaire d'origine arthrosique. L'action de ce traitement peut être renforcée si on lui associe la prêle.

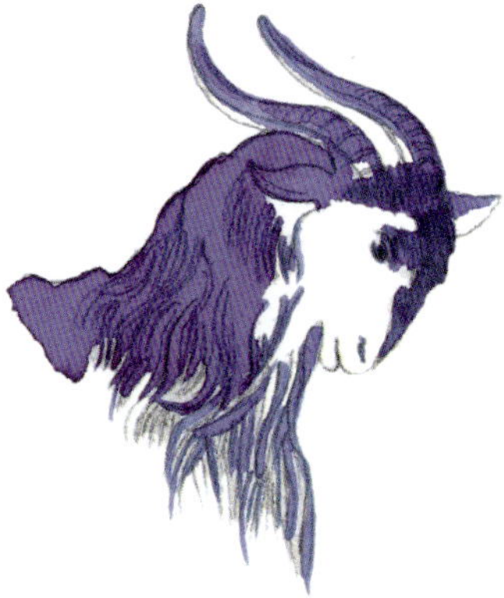

Le Capricorne est un signe qui intériorise et se contrôle en permanence. Gouverné par Saturne, le signe est tourné vers la concentration et la réflexion. En apparence, le natif du Capricorne est un être impénétrable qui avancera toujours sans précipitation.

Quand le Capricorne ♂ est un homme

La distance et la raideur qu'il affiche peuvent venir d'une timidité ou d'un sentiment de malaise au milieu de la foule. Il est tout de même capable de montrer une certaine « classe » car il est maître de lui. Le signe a fabriqué beaucoup d'émotifs refoulés mais aussi des êtres qui apparaissent solides. Leur résistance nerveuse est parfois impressionnante. Plus le Capricorne vieillit, plus il semble se porter mieux et plus il est capable d'utiliser son énergie à bon escient. Il sait organiser sa vie mais il arrive aussi chez certains natifs du Capricorne de se surcharger de travail. Il ne s'accorde cependant pas le droit de craquer ni de tomber malade. Cette exigence envers lui-même est renforcée par le fait qu'il n 'accepte pas de montrer ses faiblesses. Un Capricorne est orgueilleux et ambitieux.

Le Capricorne dégage une certaine **froideur** auprès de son entourage. Son attitude est réservée, introvertie voire même renfermée. Toutefois, ce n'est pas parce que le natif de ce signe est dénué de sensibilité. Il n'aime pas la foule et n'est pas intéressé par les contacts superficiels avec autrui. En se tenant volontairement à l'écart, il est sûr que sa carapace ne se brisera pas. C'est pour lui le meilleur moyen de garder la maîtrise de soi car ce qui est le plus important pour le Capricorne, c'est de rester sous contrôle pour ne pas dévoiler ses failles. Il freine ses élans, se fixe des règles de vie, les respecte et ne prend jamais de risques sans les avoir calculés. Si le Capricorne agit de la sorte, c'est aussi par méfiance. D'un naturel soupçonneux, il se méfie de lui-même comme des autres et il redoute la spontanéité. Il n'y a pas de place pour l'imagination chez un Capricorne. Il aime le concret. Cette tendance le rend d'ailleurs rigide aux yeux de beaucoup. Cependant, derrière cette apparence se cache un être souvent tourmenté et sous la domination de pulsions intenses.

Quand le Capricorne est une femme

La femme Capricorne vieillit bien car elle acquiert enfin la confiance en elle qui lui faisait défaut. Comme l'homme du signe, elle est sévère avec elle-même et montre un certain orgueil. La native du Capricorne est laborieuse et active. Ce n'est pas une femme « fantaisiste » et « joueuse ». Elle a plutôt tendance à se montrer sérieuse dans tout ce qu'elle fait et dans ses rapports avec autrui et ce sera toujours avec une grande sincérité. D'ailleurs, on ne triche pas avec une femme Capricorne. Elle n'oublie pas.

De la rigueur en toute chose

Tout est raisonné chez le Capricorne. Sa **persévérance** et sa ténacité sont remarquables. Elles lui permettent d'accéder à des sommets car le signe est attiré par le pouvoir. Toutefois, ce ne sera jamais un chef qui se mettra sur le devant de la scène. Il aime diriger dans l'ombre, sans se montrer. Et c'est avec beaucoup d'intelligence, d'adresse et de perspicacité qu'il assumera sa position. Il a un sens du devoir et de la hiérarchie aigu. Il demeurera néanmoins sélectif, intransigeant, sévère et critique. Il va parfois jusqu'à afficher du mépris d'autant plus que sa mémoire et sa rancune sont inébranlables. Il est aussi redouté par sa capacité à frapper juste et fort. Il manie l'ironie avec talent et ça fait mal. Il affiche, en fait, une certaine assurance. Le signe du Capricorne symbolise la maturité. Il intègre pour cela de la rigueur à chaque moment de sa vie.

LA SANTÉ DU CAPRICORNE

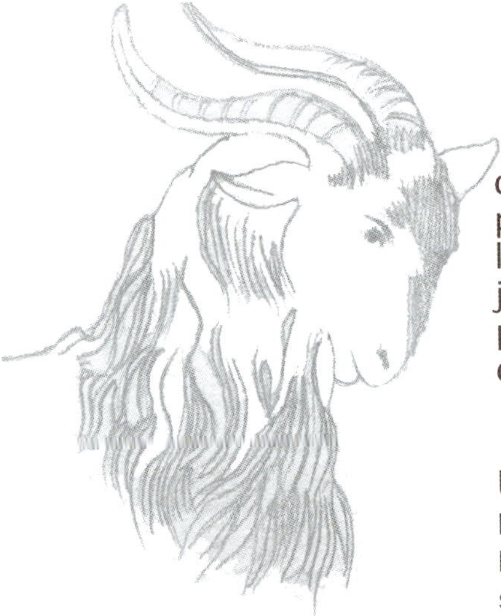

Il est habituel de dire que le natif du Capricorne fait de vieux os. Et ce sont pourtant ses os qui se trouvent être la partie la plus fragile de son organisme. Dès le plus jeune âge, le Capricorne doit se prémunir pour éviter toute faiblesse future au niveau des genoux et des jambes.

Un candidat aux rhumatismes

Est-ce Saturne, sa planète dominante symbolisant la structure et la rigidité, qui dote le Capricorne d'un squelette particulièrement exposé aux maladies osseuses ? Ou est-ce cette intériorisation quasi-maladive du signe qui crée des tensions au niveau de sa charpente osseuse ? Le résultat ne se fait pas attendre si le Capricorne ne se préserve pas, car il économise peu ses forces, comptant sur sa bonne résistance nerveuse. Le squelette est souvent le siège de déformations et de rhumatismes qui le font beaucoup souffrir. Le Capricorne a un tempérament arthritique. Toutes les articulations du corps sont fragiles mais ce sont les genoux qui sont les plus exposés. Il n'est pas à l'abri non plus de problèmes d'arthrose, là aussi au niveau des genoux. Il est fréquent que le Capricorne souffre d'épanchement de synovie.

Le signe du Capricorne gouverne les os et les articulations

Rhumatismes articulaires
Arthrite
Arthrose
Ostéoporose
Psoriasis

Si ce signe doit plus que les autres se surveiller pour éviter des douleurs osseuses et articulaires, il doit aussi être particulièrement vigilant à l'égard de ses dents. Le signe fixerait et assimilerait mal le calcium. Il connaîtrait avec l'âge des ennuis dus à une déminéralisation.

Des tracasseries liées à l'inhibition des émotions

La peau du Capricorne est son exutoire. Elle est le reflet de ses nombreuses tensions intérieures. Il peut faire des réactions allergiques cutanées. Il lui arrivera aussi de se retrouver couvert d'eczéma, d'urticaire ou de psoriasis.

Signe opposé : le Cancer

Le natif qui a son Soleil en Capricorne sera sensible aux troubles que l'on observe habituellement chez le Cancer, signe opposé à son Soleil. Il sera alors prédisposé à des ennuis d'ordre digestif ainsi qu'à des problèmes dans la zone poitrinaire.

Si votre ascendant est Capricorne

Avec un ascendant situé en Capricorne, votre squelette est fragile dans son ensemble. Gardez cela à l'esprit afin de vous prémunir contre d'éventuels problèmes osseux. Surveillez également vos dents.

L'ostéoporose et le Capricorne

L'os est vivant et comme la peau ou tout autre organe, il se régénère continuellement. Le renouvellement du tissu osseux est indispensable au maintien des fonctions mécaniques et métaboliques de notre squelette. Ce processus s'effectue grâce à l'action alternative de deux types de cellules : les ostéoclastes qui assurent la dissolution du « vieil os » et les ostéoblastes qui construisent le « nouvel os ». En vieillissant, la destruction est prépondérante sur la construction et l'os devient poreux. Ceci se traduit par une perte osseuse qui contribue à l'apparition de l'ostéoporose ou « maladie des os fragiles ». La diminution de la résistance des os a pour conséquence un risque plus élevé de fractures, en général au niveau des poignets, des vertèbres ou du col du fémur. Les douleurs rachidiennes deviennent chroniques et, dans certains cas, le dos se voûte. L'ostéoporose touche plus fréquemment les femmes après la ménopause du fait de la carence hormonale qui en résulte. Cependant, elle est loin d'être exceptionnelle chez les hommes.

LES PLANTES DU CAPRICORNE

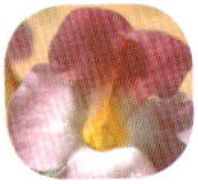 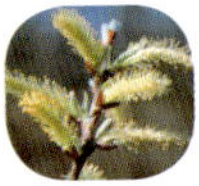 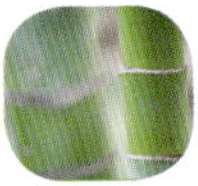 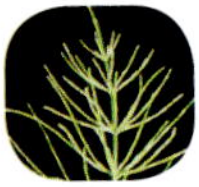 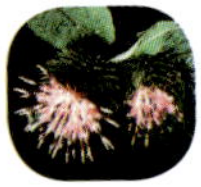 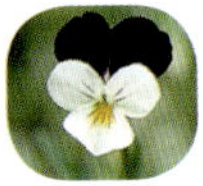 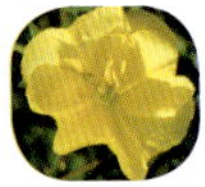 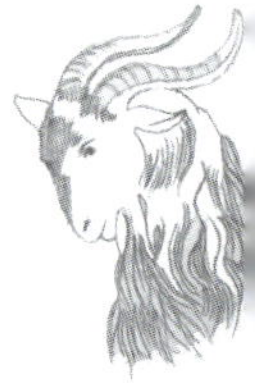

Soigner les rhumatismes articulaires

Arthrose, arthrite… des rhumatismes qui font souffrir fréquemment les Capricornes. De ce fait, la plante du natif de ce signe ne peut-être que l'**harpagophytum**. Anti-inflammatoire, analgésique, elle remplace avantageusement les traitements anti-inflammatoires classiques. Un traitement à base d'harpagophytum est une véritable délivrance pour tous ceux que les douleurs et souffrances articulaires assaillent. La mobilité et la souplesse des articulations en seront grandement améliorées. De plus, l'emploi de l'harpagophytum n'entraîne aucun effet indésirable. L'utilisation d'**écorce de saule** contre les douleurs rhumatismales présente aussi un grand intérêt. Cette plante améliore considérablement la qualité de vie des personnes atteintes d'arthrite ou d'arthrose.

Prévenir l'ostéoporose

Pour lutter contre l'ostéoporose, il faut d'abord apporter à l'organisme des quantités suffisantes de **phosphore et calcium** (1 g/jour) mais cela ne suffit pas :

- Il faut consommer beaucoup de fruits et de légumes car ils apportent du potassium, du magnésium mais aussi des phytoestrogènes et des polyphénols, des molécules connues pour leurs propriétés antioxydantes. Elles peuvent freiner la perte osseuse.
- Manger de la viande en quantité raisonnable. Les protéines animales acidifient le sang et obligent le corps, pour rétablir l'équilibre acido-basique, à puiser le calcium dans ses réserves,

Les plantes du Capricorne

L'harpagophytum,
le saule,
la prêle,
la bardane,
la pensée sauvage,
l'onagre.

c'est-à-dire les os.
- Surveiller son taux de **vitamine D**. Cette vitamine est apportée en petite quantité par l'alimentation (huile de foie de morue, poissons gras, jaune d'œuf). L'organisme se la procure surtout par l'exposition au soleil.
- Rester actif. Les personnes sédentaires perdent plus de calcium que les personnes qui pratiquent une activité physique régulière. L'exercice joue un rôle important dans le remodelage osseux. La traction exercée par les muscles et l'augmentation de la masse musculaire qui en résulte stimulent l'activité osseuse.
Côté phytothérapie, le **bambou** et la **prêle** sont deux plantes très riches en silice. La silice est un minéral qui permet à lui seul la fixation du calcium, du phosphore et du magnésium par l'organisme. Il en favorise l'absorption mais aussi la fixation dans les tissus osseux.

Traiter les maladies de peau

La **bardane** purifie l'organisme en améliorant l'élimination des toxines au niveau du foie et des reins. Par cette action de drainage, cette plante est remarquable pour soigner tous les problèmes de peau : acné, eczéma, furoncles, psoriasis. Elle a des propriétés antibactériennes et antifongiques Elle ne présente aucune toxicité, même si en début de traitement on assiste parfois à une aggravation : les boutons « sortent » mais son emploi est efficace sur la durée. La **pensée sauvage** est également une plante excellente pour la peau. De plus, ses tanins possèdent des propriétés astringentes qui freinent la sécrétion de sébum par la peau. L'action de la plante est renforcée parce qu'elle contient de la vitamine E qui est antioxydante. L'**huile d'onagre**, ainsi que les **huiles de poisson**, riches en acides gras essentiels participent efficacement au traitement de l'eczéma et du psoriasis.

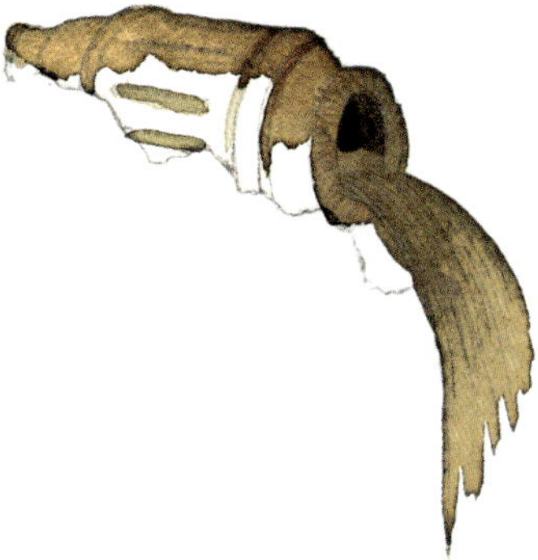

Le natif du Verseau construit sa vie autour d'un idéal. Qu'il soit petit ou grand, il lui sera nécessaire pour donner un sens à son existence. Il se révoltera s'il le faut mais il restera toujours au service de ses idées.

Quand le Verseau est un homme

L'homme Verseau a l'air d'un ange. Il est d'un naturel bon. C'est un cérébral qui exprimera le désir de tout connaître. N'attendez pas d'un Verseau qu'il se livre. Ce n'est pas dans ses habitudes. Une fois que cet homme a réussi à vaincre sa timidité, il recherchera le contact avec les autres. Le natif du Verseau est en fait plein de paradoxes. Il a l'air d'un solitaire alors qu'il aime la compagnie. Il a le sens de l'amitié mais peut donner l'impression d'être totalement absent et indifférent aux autres. Le Verseau est en général détaché des choses matérielles. Son esprit est plus tourné vers l'invention.

Un Verseau ne fait pas les choses à moitié. Lorsqu'il a choisi sa voie, il s'y engage de tout son être. Le natif de ce signe a une vocation dès sa naissance et il compte bien y consacrer toute son énergie. Marqué par l'originalité, le signe a tendance à être animé par un esprit anticonformiste. Poussé par un désir profond de révolutionner la société, il se battra avec détermination et persévérance pour ses idées, mais toujours avec circonspection et réflexion. Il agit de façon logique et rigoureuse. Le Verseau restera toujours **cohérent et structuré** mais cela ne l'empêchera pas de vivre en être passionné. Il ne fera aucune concession et ne se laissera pas manipuler au nom d'idéaux qui lui sembleront incohérents et d'idées qu'il considérera comme inexactes. Aucune influence extérieure ne détournera le Verseau de son objectif. Toutefois, ce n'est pas un rêveur et il se montre d'ailleurs très réaliste par rapport à l'idéal qu'il s'est choisi. Ce qui l'intéresse, c'est de défendre des conceptions novatrices. Il est alors capable d'une grande ingéniosité.

Quand le Verseau est une femme

Elle montre souvent une certaine timidité et peut se laisser dévorer par des incertitudes ce qui la poussera à se tourner vers le choix de l'indépendance. Elle devient alors difficile d'approche et son air distrait ne facilite pas le contact. Non-conformiste et se laissant parfois aller jusqu'à l'excentricité, elle est souvent victime de l'incompréhension des autres. Comme l'homme du signe, on trouvera dans sa personnalité beaucoup de paradoxes et de contradictions. Et même si elle ne se laisse pas déconcerter dans son monde où tout a l'air en opposition, elle a un grand besoin de trouver son équilibre psychique, sa santé en dépend.

Le Verseau est un altruiste

C'est un être libre et indépendant qui a cependant un grand sens du communautaire. On parlera même d'altruisme chez lui, alors qu'on pourrait le croire très individualiste. Il aime se sentir accepté et intégré au milieu d'amis fidèles. Il a un réel besoin d'eux. Ce n'est pas particulièrement l'autre en tant que personne qui l'intéresse, mais il est attiré par le collectif. Il sait d'ailleurs se montrer très chaleureux, aimable et disponible en société. Le Verseau est doué d'un certain **magnétisme**. Son entourage se sent apaisé avec lui car c'est aussi un être calme. Sa sensibilité est au service des autres et elle est en général tournée vers ce qui l'entoure. Authentique et désintéressé, il déteste que l'on triche avec lui. Tout doit être limpide dans ses rapports à autrui.

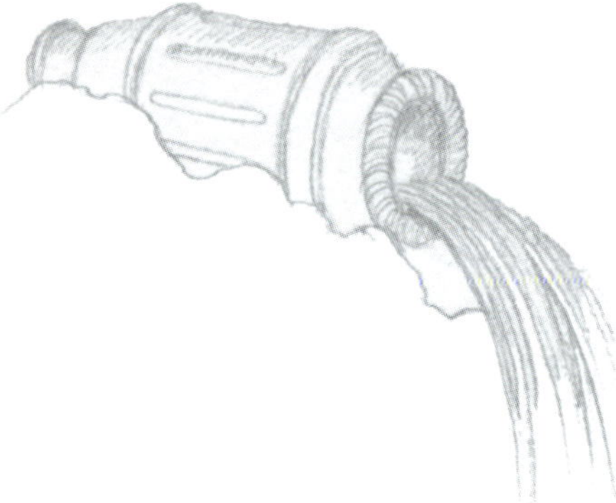

Le Verseau souffre en général d'une mauvaise circulation. Et c'est surtout au niveau des chevilles, partie du corps sous l'influence directe du signe, que cette faiblesse se ressentira.

Attention, chevilles fragiles !

C'est là le point sensible du natif du Verseau. Il doit prendre garde à ne pas malmener ses chevilles et toujours se méfier des mouvements trop violents. Foulures et entorses arrivent très vite, sans prévenir. Sa constitution, qui n'est pas particulièrement robuste, le prédispose à ces accidents bénins mais douloureux.

Le Verseau gouverne le système veineux et les chevilles

Varices
Jambes lourdes
Hémorroïdes
Entorses
Foulures
Troubles de l'humeur
Fatigue

Une sensation de « jambes lourdes »

Bien des désagréments de la vie du Verseau ont pour origine une circulation sanguine souvent perturbée. Le Verseau est prédisposé à l'anémie et à l'hypotension plus ou moins chroniques. Un Verseau qui n'a pas su s'arrêter à temps et éviter le surmenage pourra être sujet aux vertiges, aux malaises et aux pertes de conscience soudaines. Mais ce ne sont pas les seuls maux que cette mauvaise circulation peut provoquer chez lui.

L'apparition de varices mais aussi la formation d'hémorroïdes guettent le natif du Verseau. C'est en général au niveau des jambes et plus particulièrement des chevilles, point faible du signe, que le Verseau souffrira le plus d'ennuis circulatoires après une journée bien remplie. Autre conséquence, il saigne facilement du nez et se fait des « bleus » à la moindre occasion. Ses gencives aussi sont fréquemment le siège de saignements.
Le Verseau n'est pas doté d'une santé de fer ; il a tendance à s'épuiser rapidement ce qui le rend encore plus vulnérable. Le natif de ce signe doit savoir ménager ses forces et préserver son sommeil à tout prix au risque d'être assailli par une grosse fatigue physique ou de voir son moral fléchir sérieusement.

Signe opposé : le Lion

Le signe opposé à celui dans lequel se situe le Soleil du Verseau est le Lion. Ce signe expose le Verseau à des problèmes cardiovasculaires.

Si votre ascendant est Verseau

Vous serez sujet aux états dépressifs et aux troubles spasmodiques.

Les jambes lourdes et le Verseau

La maladie veineuse est une maladie chronique. Elle évolue par poussées. Au début, il s'agit d'une simple insuffisance veineuse. Le sang a du mal à remonter et reste dans le bas des jambes. Les veines se dilatent ce qui va se traduire par une sensation de jambes lourdes et pesantes, surtout en fin de journée et lorsque l'on reste debout longtemps à piétiner. À ce stade, si l'on ne fait rien, c'est-à-dire si l'on n'améliore pas son hygiène de vie, si l'on ne prend pas de traitement veinotonique, l'insuffisance veineuse va s'aggraver et la veine normale va se transformer en veine variqueuse, large et sinueuse. Les valvules veineuses ne vont plus assurer normalement leur rôle de clapet et de ce fait le sang aura davantage tendance à s'accumuler vers le bas des jambes.

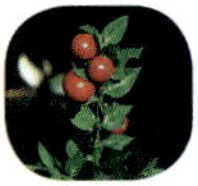 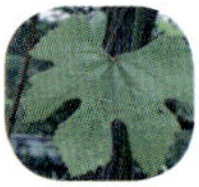 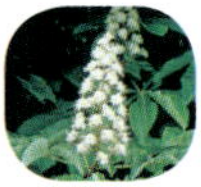 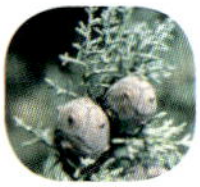 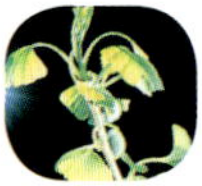 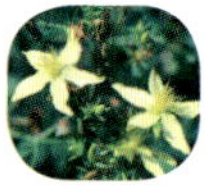 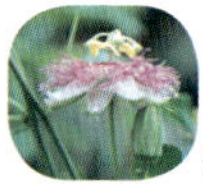 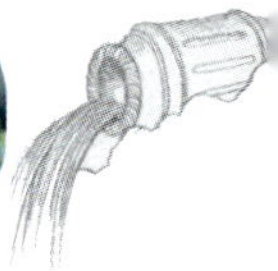

Traiter l'insuffisance veineuse

De la simple sensation de jambes lourdes aux hémorroïdes en passant par les varices, tous ces troubles découlent du principal point faible du Verseau : son système veineux. Heureusement pour les natifs de ce signe, les plantes sont remarquablement efficaces sur le système circulatoire. On distingue les plantes veinotoniques des plantes veinoprotectrices. Les premières stimulent les fibres musculaires et augmentent le tonus de la paroi veineuse. Elles s'opposent ainsi à la dilatation de la veine. Le chef de file des plantes veinotoniques est le **fragon**, vient ensuite l'**hamamélis**. Les plantes veinoprotectrices, quant à elles, ont des propriétés antioxydantes grâce aux flavonoïdes qu'elles renferment. Les flavonoïdes s'opposent à la formation de molécules qui abîment la paroi interne des veines. Ces plantes sont donc des protectrices puissantes des veines et des valvules. Parmi elles, retenir le cyprès, le marronnier d'Inde et la **vigne rouge**.

Les plantes fluidifiantes du sang comme le **mélilot** ou le **ginkgo** fluidifient le sang en diminuant l'agrégation des plaquettes.

Pour traiter convenablement l'insuffisance veineuse, il est indispensable d'associer une plante veinotonique à une plante veinoprotectrice car ces troubles résultent de deux phénomènes :

Les plantes du Verseau

Le fragon,
la vigne rouge,
l'hamamélis,
le marronnier d'Inde,
le cyprès,
le ginkgo,
la prêle,
l'ortie,
la mélisse,
le millepertuis,
la valériane,
la passiflore,
le ginseng.

la baisse du tonus de la paroi veineuse et la dégradation de la partie interne de la veine. En traitement préventif des varices et des thrombophlébites, on peut joindre au traitement une plante fluidifiante.

Soigner les entorses

D'une richesse minérale extraordinaire, la **prêle** est utile pour renforcer les tendons tout en améliorant leur souplesse. Ses propriétés assurent une protection efficace contre les entorses. En aidant à l'élimination des toxines qui s'accumulent dans les fibres élastiques et fragilisent ainsi les tendons, l'utilisation de l'ortie blanche prévient les entorses.

Lutter contre les troubles de l'humeur

Spleen, blues, anxiété, troubles du sommeil… le Verseau a facilement le vague à l'âme et son quotidien s'en ressent. Là encore les plantes sont à même de l'épauler solidement. La **valériane** appelle le sommeil. La **passiflore** apaise mais redonne de la passion… le millepertuis stimule et redonne la joie de vivre. Quant à la **mélisse**, c'est le parfait relaxant. Par ailleurs, elle restaure un sommeil de qualité.

Oublier la fatigue

Plusieurs plantes permettent de retrouver la forme. Parmi elles, le **ginseng**, la plus tonique de toutes les plantes. Elle améliore les performances intellectuelles et physiques très rapidement. L'**éleuthérocoque** est aussi un excellent fortifiant et stimulant. En association avec ces plantes, on peut recommander d'augmenter ses apports en potassium, un minéral qui joue sur le métabolisme cellulaire et redonne ainsi l'énergie nécessaire au bon fonctionnement de l'organisme.

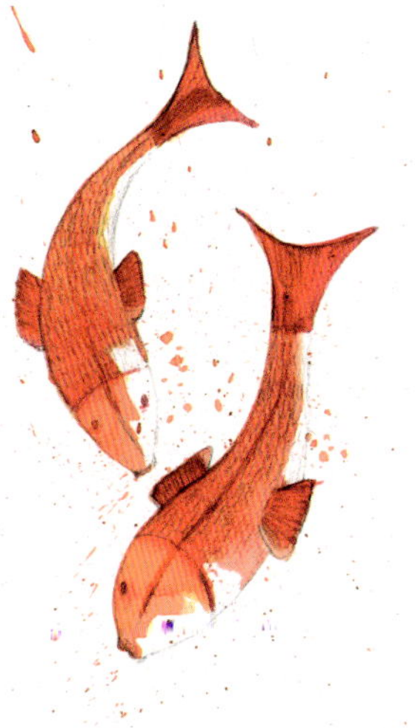

Le Poissons vit dans un monde flou. Neptune, la planète qui gouverne le signe, symbolise l'inspiration et pousse l'être à s'ouvrir vers des voies éloignées des conceptions matérialistes. Le rêve est un aspect fondamental du monde intérieur du Poissons.

Quand le Poissons est un homme

L'homme né sous le signe du Poissons arbore un air mystérieux, fuyant, souvent déroutant. Guidé par son imaginaire, il se fond dans son monde inaccessible pour beaucoup. Il peut d'ailleurs, au cours de sa vie, être attiré par des univers apparemment incompatibles. C'est selon son intuition et non pas par réelle volonté. L'intelligence du Poissons obéit à des règles où la raison n'a pas vraiment de place. Là est tout son problème. S'imposer une discipline de vie relève du miracle. Son hygiène alimentaire et ses rythmes de sommeil sont alors des plus fantaisistes.

Le signe du Poissons est double. Le natif de ce signe est souvent le seul à connaître le monde complexe dans lequel il vit. Pourvu de deux natures très distinctes, il vibrera positivement ou négativement selon ses dispositions. Le plus souvent, il se laissera bercer par ses rêves et ses illusions. Il est par ailleurs doué d'une grande **capacité imaginative** et il agit en fonction de ses inspirations du moment. Il donne alors l'impression de vivre dans la passivité et la nonchalance, hors de tout cadre logique et raisonné. En fait, il exerce peu de contrôle sur lui-même. Il ne maîtrise pas les forces qui le gouvernent. Il se laisse entraîner par les courants de l'océan. Beaucoup de natifs du Poissons vivent dans la fuite du réel et se réfugient ainsi dans un monde à part, un monde où il n'y a ni organisation, ni structure, ni hiérarchie.

Quand le Poissons est une femme

Comme l'homme du signe, elle est très intuitive. Et cette faculté lui sert le plus souvent de guide dans sa vie. Elle a plutôt une allure féminine et gracieuse. Sa nature est avenante, empreinte de gentillesse. Elle est très sensible aux ambiances. Dépourvue de toute combativité, elle se laissera modeler par son entourage. Et s'il le faut, elle se retranchera dans son monde intérieur. Elle semblera alors dans un état de langueur proche de la contemplation. Cette capacité de retranchement est vitale pour elle car il est très facile de la perturber et de la déprimer. Son équilibre est fragile et c'est la raison pour laquelle la femme Poissons doit mener une vie calme.

Le Poissons est hypersensible et généreux

L'hypersensibilité du signe le rend réceptif à tout ce qui l'entoure. Et comme il est très perméable aux conditions environnantes, il donne l'impression d'être **malléable** et influençable. C'est un être doué d'une plasticité étonnante. Le Poissons devient donc difficile à saisir, à définir. Mais est-ce nécessaire puisque lui-même n'en éprouve pas réellement le besoin ?
Le signe est généreux par nature. Le natif de ce signe refuse toute sélection lorsqu'il donne. Il se fie simplement aux sensations de compassion qu'il éprouve. Mais il peut tout aussi bien s'arrêter de donner sans raison apparente et il disparaîtra tout aussi rapidement qu'il est apparu. Il aime la charité mais là aussi il n'y a pas de règles. Son intuition est son seul guide. Quoiqu'il fasse, il ne sera jamais méthodique et les résultats peuvent être très surprenants. Cependant, il ne semble jamais désarçonné par l'irrationnel. La richesse du natif des Poissons naît de ses facultés accrues de sensations, de perception et de sensibilité. Néanmoins, sans aucune maîtrise de son émotionnel, il deviendra changeant au gré des courants et ambigu pour les autres.

LA SANTÉ DU POISSONS

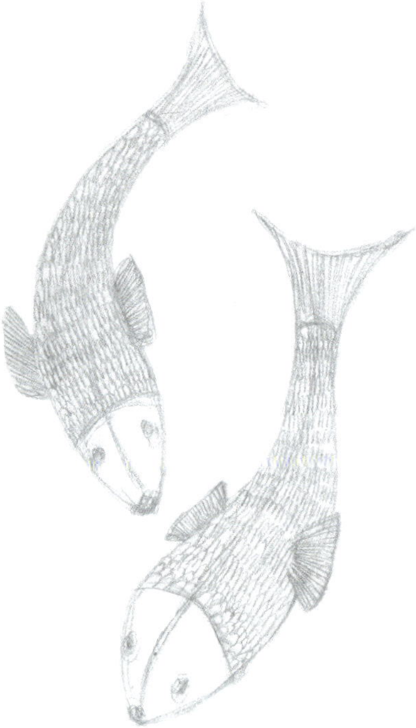

Le natif du Poissons est régulièrement patraque sans savoir réellement de quoi il souffre. Cela commence dès sa jeunesse et le poursuit toute sa vie. Le plus souvent, les symptômes sont changeants et imprécis.

Gare aux virus !

Le natif du Poissons a une fâcheuse tendance à attraper tous les microbes qui passent à proximité. Ses bronches sont fragiles et ses voies respiratoires sont vulnérables. Ainsi bronchites et rhumes chroniques font partie du quotidien du Poissons. Ce signe doit d'ailleurs éviter le tabac qui le fragilise. Il doit tout autant se méfier des maladies virales ou bactériennes qui touchent la zone intestinale. Il est prédisposé aux troubles digestifs, et plus particulièrement intestinaux et parfois hépatiques. Chez le natif de ce signe, le système immunitaire est souvent déficient.

Le signe du Poissons gouverne les pieds et le système immunitaire

Troubles occasionnés sur la statique dorsale par des déformations au niveau des pieds
Bronchites
Rhino-pharyngites
Gastro-entérites

Un système lymphatique fragile

Chez le Poissons, les ganglions lymphatiques sont fréquemment gonflés. Son système lymphatique a tendance à être défectueux.

Il est ainsi sujet à des troubles lymphatiques de tout ordre. Le signe du Poissons fait fréquemment de la rétention d'eau ce qui peut provoquer des œdèmes. Il peut aussi souffrir de troubles hormonaux. Son système endocrinien connaît facilement des déséquilibres.

Le Poissons doit surveiller ses pieds

C'est une région du corps que l'on a tendance à oublier. Chez le Poissons, elle est sensible et fragile et le natif de ce signe est souvent atteint de déformations à ce niveau. Il doit par conséquent prêter une attention particulière à ses pieds. C'est une zone capitale car les troubles peuvent se répercuter sur la statique dorsale de l'individu et sur l'ensemble de son organisme. Par ailleurs, le Poissons a souvent les extrémités froides. Il se plaindra aussi fréquemment de douleurs rhumatismales.

La bronchite et les Poissons

La bronchite est une inflammation des bronches qui se caractérise par une toux grasse. Le plus souvent elle est d'origine virale. Toutefois elle est favorisée par la pollution atmosphérique et le tabac. La bronchite s'accompagne d'une fièvre puisqu'il y a infection mais cette fièvre s'élève rarement au-delà de 39 °C. Le Poissons doit se tenir à distance des malades car dans le cas contraire on peut être sûr qu'il attrapera leur maladie. Les Poissons sont de véritables « éponges à virus ».

Signe opposé : la Vierge

Si votre Soleil est en Poissons, il faudra alors prendre en compte les faiblesses du signe de la Vierge. Vous devrez donc particulièrement surveiller la région intestinale.

Si votre ascendant est Poissons

Votre système lymphatique et votre système immunitaire sont fragiles. Attention aux virus !

LES PLANTES DU POISSONS

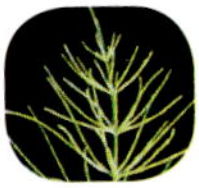 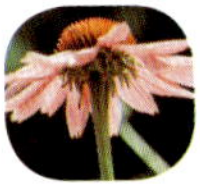 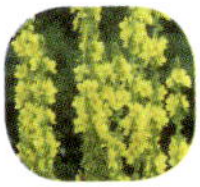 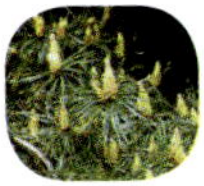 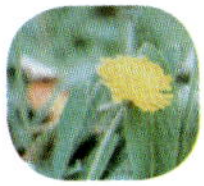 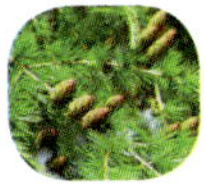 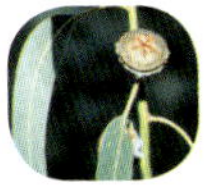 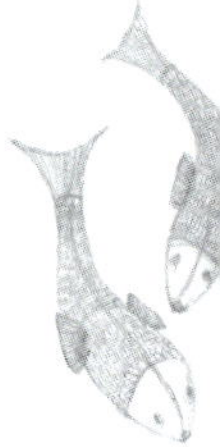

Renforcer l'immunité

L'**échinacée** est la reine des plantes stimulantes de l'immunité. Elle fait augmenter le taux de globules blancs et la synthèse de l'interféron, une molécule qui permet de lutter contre les attaques virales. Plante de la famille des géraniums, le **pélargonium** empêche les bactéries et les virus de se fixer sur les cellules des muqueuses respiratoires et augmente ainsi l'efficacité des défenses immunitaires… c'est donc une plante très intéressante pour le Poissons. La **propolis** n'est pas une plante mais une résine récoltée par les abeilles. Elle a des vertus antivirales et antibiotiques et permet en traitement de fond de prévenir les infections du système respiratoire telles que les bronchites et les rhino-pharyngites.

Les Poissons aiment la vitamine C

On ne peut que suggérer au Poissons de prendre régulièrement de la vitamine C. Cette vitamine aide les globules blancs à éliminer les microbes. Prise à dose élevée, dès le début de l'infection, elle permet de diminuer les symptômes et de guérir plus vite.

Soigner les infections respiratoires

L'**eucalyptus**, en raison de ses propriétés antiseptiques, est tout indiqué dans le traitement des troubles broncho-pulmonaires.

Les fleurs du **bouillon blanc** ont une action adoucissante et possèdent des propriétés anti-inflammatoires, antimicrobiennes et analgésiques bénéfiques contre les bronchites aiguës et chroniques.

Les **bourgeons de pin** ont également une puissante action anti-infectieuse. Ils sont particulièrement efficaces grâce à leur forte teneur en huile essentielle.

Les plantes du Poissons

La prêle,
l'échinacée,
l'eucalyptus,
le bouillon blanc,
les bourgeons de pin,
le pélargonium,
la piloselle,
la propolis
la levure de bière.

Prendre soin de ses intestins

La **levure de bière**, qui renferme tous les éléments essentiels au bon fonctionnement du métabolisme, est un excellent reconstituant de la flore intestinale. On la trouve sous deux formes, la levure de bière inactive et la levure de bière active. C'est cette dernière qui agit efficacement sur l'intestin et aide à prévenir toutes les infections gastro-intestinales. Elle est conseillée en traitement des diarrhées, des symptômes associés au syndrome du côlon irritable et des colites. Avantage supplémentaire pour les Poissons : elle est immunostimulante.

Résorber l'œdème

Chez le Poissons, l'œdème des chevilles n'est pas à mettre en relation avec une insuffisance veineuse mais bien avec une insuffisance lymphatique. Une plante permet de lutter contre la rétention d'eau, c'est la **piloselle**. Diurétique, elle permet de résorber l'œdème des membres inférieurs.

La phytothérapie utilise les plantes à des fins thérapeutiques. C'est une médecine alternative de choix, souvent sans effets secondaires indésirables, pouvant devenir rapidement indispensable pour se maintenir en bonne santé.

Les lettres de noblesse de la phytothérapie

En 1987, l'Académie de médecine a reconnu officiellement la phytothérapie. La commercialisation de produits à base de plantes est soumise au contrôle de l'Agence française du médicament.

Nos ancêtres se soignaient avec les plantes

Les découvertes les plus anciennes prouvant l'utilisation des plantes à des fins médicinales datent de 5 000 ans. Il s'agit de tablettes d'argile sumériennes contenant des formules végétales. La pharmacopée chinoise connue depuis plusieurs millénaires et les papyrus des civilisations pharaoniques constituent autant de preuves de l'ancienneté de la phytothérapie. Hippocrate consacra une grande partie de son existence à l'étude de cette médecine par les plantes. Au Moyen Âge, tant les civilisations occidentales qu'arabes se soignaient par les plantes. Au XVe siècle, Paracelse, le célèbre médecin alchimiste, avança la « théorie des signatures » selon laquelle chaque plante porte en elle ou sur elle la signature de la maladie qu'elle guérit. Il suffit de savoir décrypter les signes. Par exemple, la tige de prêle, remède des colonnes déminéralisées, évoque une colonne vertébrale tandis que le saule pleureur s'incline sur l'eau alors qu'il est efficace contre les rhumatismes qui courbent le corps.

L'avènement de la médecine moderne

Si l'histoire de la phytothérapie est riche, à partir du XIXe siècle la plante médicinale est abandonnée au profit de la chimie moderne. C'est le début de l'ère du médicament au cours de laquelle tous les efforts se sont concentrés sur la recherche de nouvelles molécules synthétiques remplaçant les principes actifs des plantes. Les molécules deviennent de plus en plus complexes et efficaces. Cependant, quelques irréductibles s'accrochent à leur croyance en les bienfaits de la phytothérapie ce qui permet sa renaissance au cours du XXe siècle.

La phytothérapie aujourd'hui

Si la phytothérapie a longtemps reposé sur des observations empiriques, elle fait de plus en plus l'objet d'études scientifiques poussées. Cette médecine permet d'avoir recours à des traitements individualisés. Alors que le médicament chimique est composé d'une seule molécule, la plante possède une action plus douce mais plus profonde grâce à la synergie de toutes les substances qu'elle contient. Les nombreux principes actifs, bien que présents en faible quantité, agissent de façon harmonieuse et respectent la personne dans sa globalité. Dénué le plus souvent de tout effet secondaire toxique, l'emploi médicinal des plantes apparaît de plus en plus souvent comme une réponse aux problèmes générés par les médicaments chimiques.

Comment utiliser les plantes

La tisane est le mode traditionnel d'utilisation des plantes. Les principes actifs sont extraits par macération dans l'eau bouillante. Pour les plantes les plus ligneuses, la décoction est nécessaire. Par distillation, on obtient les huiles essentielles composées d'un grand nombre de principes actifs intéressants. La teinture mère est obtenue après macération dans l'alcool puis pression et filtration du mélange. La présentation la plus récente est la gélule, véritable concentré de plantes sous forme de poudre ou de nébulisat. Ce dernier est en fait une tisane déshydratée. Quand à la poudre, elle s'obtient à partir de la plante séchée et broyée. Il existe aussi des pommades et des gels à base de plantes.

Le cryobroyage pour une efficacité totale

Dans le cryobroyage, la partie active de la plante sèche est pulvérisée par de l'azote liquide à -196 °C. Ainsi, les principes actifs les plus fragiles ne sont pas détruits par la chaleur et l'oxydation. Cette technique permet d'obtenir une poudre parfaitement fine et homogène ce qui en facilite l'assimilation.

Angélique

Angelica archangelica

Partie utilisée : la racine

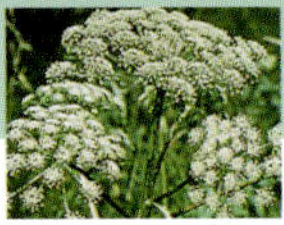

La plante du confort intestinal

L'angélique est recommandée pour soulager les malaises digestifs ou les légers spasmes intestinaux et abdominaux, le ballonnement et les gaz intestinaux.

Présentation

À l'état sauvage, l'angélique pousse dans les massifs des Alpes et des Pyrénées. Cependant, la racine de cette plante provient essentiellement de cultures. Elle renferme une huile essentielle particulièrement bénéfique pour traiter l'ensemble des troubles du système digestif.

Indications

L'angélique agit efficacement contre la digestion lente, les ballonnements et l'aérophagie. Elle calme également les douleurs associées aux colites spasmodiques. À cela s'ajoute un effet cholagogue : l'angélique facilite l'écoulement de la bile, améliorant ainsi la digestion.

Posologie

1 gélule matin et soir à prendre au moment des repas.

L'angélique est conseillée au signe de la Vierge

Armoise

Artemisia vulgaris

Partie utilisée : la feuille

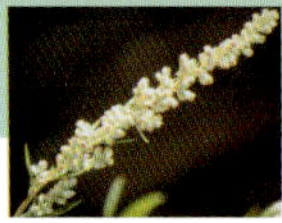

La plante des troubles féminins

L'armoise est recommandée dans le traitement du syndrome prémenstruel, des règles douloureuses, irrégulières ou peu abondantes.

Présentation

Hippocrate conseillait l'armoise aux femmes pour lutter contre les troubles du cycle menstruel. Cette plante herbacée pousse dans les régions tempérées. Son nom vient du fait qu'elle était dédiée à la déesse Artémis, la protectrice des femmes malades.

Indications

L'huile essentielle des feuilles d'armoise contient des thuyones, du cinéole et un peu de camphre en concentration variable selon l'origine. Les effets de ses constituants apportent aux femmes les réponses aux problèmes au cours de leur cycle menstruel (rétention d'eau, irritabilité, tensions mammaires, règles irrégulières ou peu abondantes).

Posologie

Durant la deuxième moitié du cycle, 1 gélule matin et soir à prendre avant les repas.

L'armoise est conseillée au signe du Scorpion

Artichaut

Cynara scolymus

Partie utilisée : la feuille

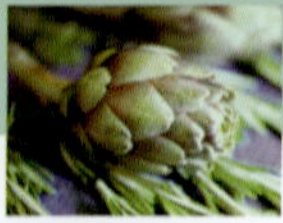

La plante protectrice du foie

L'artichaut est recommandé dans le traitement des affections hépatobiliaires, de la constipation et de la mauvaise digestion.

Présentation

L'artichaut, plante bien familière, est né sur le pourtour méditerranéen d'une espèce épineuse sauvage, le cardon commun. Que ce soit en cuisine ou en médecine, cette plante se révèle d'un grand intérêt.

Indications

La feuille d'artichaut renferme une vingtaine de composés. La cynarine, en particulier, a des effets régulateurs sur la formation et la sécrétion de la bile. Cette action sur la fonction biliaire a une incidence sur le transit intestinal. Il apparaît cependant que c'est la totalité des principes actifs de la feuille d'artichaut qui agiraient en synergie.

Posologie

1 gélule le matin, midi et soir à prendre avant les repas.

L'artichaut est recommandé au signe du Sagittaire

Aubépine

Crataegus laevigata

Partie utilisée : la sommité fleurie

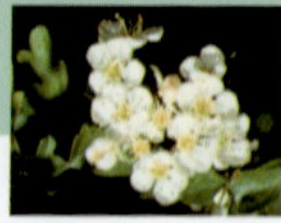

Un excellent régulateur du rythme cardiaque

L'aubépine est recommandée pour diminuer les palpitations, l'anxiété, la nervosité et les insomnies.

Présentation

Arbrisseau épineux aux fleurs odorantes de couleur blanche ou rosée, l'aubépine est originaire d'Europe et d'Asie. Ce n'est qu'à la fin du XIXe siècle que la phytothérapie s'est intéressée à cette plante qui s'est rapidement imposée comme le remède n°1 pour les troubles du cœur.

Indications

La synergie de ses actifs lui confère une activité sédative intéressante contre les problèmes de nervosité, d'irritabilité, d'anxiété et les troubles du sommeil. L'aubépine n'entraîne aucune accoutumance et n'a pas d'effet secondaire.

Posologie

1 gélule matin et soir à prendre avant les repas. La posologie peut être portée à 5 gélules par jour si nécessaire.

L'aubépine est conseillée aux signes du Lion et de la Vierge

Bambou

Bamboussa arundinacea

Partie utilisée : l'exsudat de la tige

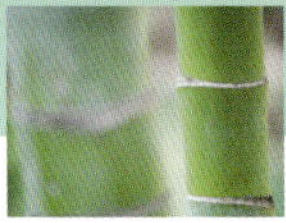

La plante des os en bonne santé

Le bambou est recommandé dans le traitement du mal de dos, de la consolidation des fractures et de l'ostéoporose. Il a une action reminéralisante.

Présentation

Le bambou se caractérise par sa croissance très rapide. Ce roseau originaire de l'Inde pourrait, dit-on, pousser de vingt centimètres par jour. Ce sont les Chinois qui ont utilisé en premier les vertus médicinales de l'exsudat qu'ils obtenaient au niveau des nœuds de la tige.

Indications

Si les cures de bambou sont vivement indiquées dans le traitement des troubles osseux, c'est parce que son exsudat est particulièrement riche en silice. Cet oligoélément indispensable à l'organisme stimule la synthèse du collagène contenu dans les os et le tissu conjonctif. Puissant reminéralisant, il favorise la reconstitution du cartilage.

Posologie

1 gélule matin, midi et soir à prendre au moment des repas.

Le bambou est conseillé au signe du Capricorne

Bardane

Arctium lappa

Partie utilisée : la racine

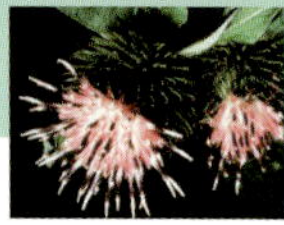

Le remède aux problèmes de peau

La bardane est recommandée dans le traitement de l'acné, de l'eczéma et des infections cutanées.

Présentation

Utilisée comme plante médicinale depuis l'Antiquité, la bardane est une plante bi-annuelle des régions tempérées d'Europe, d'Asie et d'Amérique. Cette « rhubarbe du diable » appartient à la même famille que l'artichaut ou le chardon.

Indications

La racine de bardane a des vertus antibactériennes et antifongiques. Ses composés agissent en drainant l'organisme et en améliorant au niveau du foie et des reins l'élimination de toutes les toxines responsables des problèmes de peau (acné, eczéma, psoriasis, abcès ou furoncles).

Posologie

1 gélule matin et soir à prendre avant les repas. La posologie peut être portée à 5 gélules par jour si nécessaire.

La bardane est conseillée aux signes du Cancer, de la Balance et du Capricorne

Bouillon blanc

Verbascum thapsus

Partie utilisée : la fleur

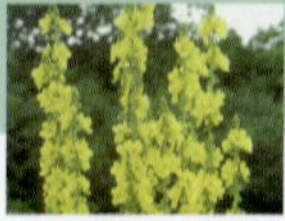

La plante des gorges fragiles

Le bouillon blanc est recommandé dans le traitement de la toux, de la trachéite, de la bronchite et des inflammations de la gorge.

Présentation

Plante à l'aspect duveteux, le bouillon blanc est une espèce eurasiatique poussant sur des sols sablonneux. L'odeur douce de ses grandes fleurs jaunes rappelle celle du miel.

Indications

Plusieurs constituants de la fleur font du bouillon blanc un excellent remède des inflammations des voies respiratoires chroniques ou aiguës. Ainsi, ses mucilages sont adoucissants. Ses iridoïdes (harpagoside, aucuboside et verbascoside) ont des propriétés anti-inflammatoires et antimicrobiennes tandis que ses saponines facilitent l'expectoration.

La plante ne présente aucune toxicité.

Posologie

1 gélule matin et soir à prendre avant les repas.

Le bouillon blanc est conseillé aux signes du Taureau, du Gémeaux et du Poissons

Bourgeon de pin

Pinus sylvestris

Partie utilisée : le bourgeon

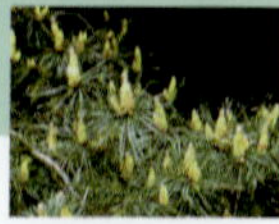

La plante des affections respiratoires

Le bourgeon de pin est recommandé dans le traitement de la bronchite, de la sinusite, de la toux, du rhume et de la trachéite.

Présentation

Le pin sylvestre est originaire du Sud de la France. L'odeur de ses bourgeons, due à la forte teneur en huile essentielle, est particulièrement agréable.

Indications

L'huile essentielle des bourgeons de pin est antiseptique. Elle calme les irritations et facilite l'élimination des sécrétions bronchiques en les fluidifiant. Cette huile essentielle étant très fragile, le bourgeon de pin doit plutôt être utilisé sous forme de gélules de plantes afin de ne perdre aucun composé actif.

Posologie

Dès le début des symptômes, 1 gélule matin, midi et soir à prendre avant les repas. La posologie peut être portée à 5 gélules par jour si nécessaire.

Le bourgeon de pin est conseillé aux signes du Taureau, du Gémeaux et du Poissons

Bruyère

Erica cinerea

Partie utilisée : la fleur

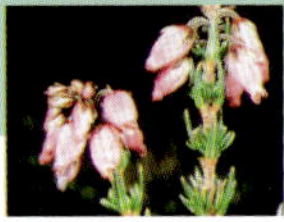

La plante des inflammations urinaires

La bruyère est recommandée dans le traitement de la cystite, des inflammations du système urinaire et de la prostate.

Présentation

Les landes colorées par les fleurs de bruyère sont admirables. Ce petit arbrisseau touffu orne aussi de sa couleur violette les falaises maritimes et les bois clairs à sol pauvre dans les régions tempérées.

Indications

Les flavonoïdes et les tanins présents dans les fleurs de bruyère au début de leur épanouissement agissent contre les infections urinaires grâce à leur pouvoir anti-inflammatoire. Cette action s'exerce plus particulièrement sur les parois de la vessie et sur la prostate. L'activité diurétique des fleurs de bruyère favorise l'élimination des toxines.

Posologie

2 gélules matin et soir à prendre au moment des repas.

Boire 1,5 à 2 litres d'eau minérale par jour.

La bruyère est conseillée au signe de la Balance

Busserole

Arctostaphylos uva-ursi

Partie utilisée : la feuille

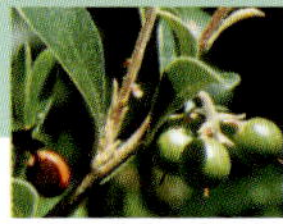

La plante des infections urinaires

La busserole est recommandée dans le traitement des cystites et des infections urinaires chroniques et aiguës.

Présentation

La busserole pousse dans les régions montagneuses de l'hémisphère Nord. Ce petit arbuste a des longues tiges rampantes, des baies écarlates et de petites feuilles très vertes et persistantes. Les ours adorent ses baies d'où son nom latin, « uva-ursi », littéralement « raisin d'ours ».

Indications

L'activité des feuilles de la busserole est attribuée à des glucosides phénoliques, en particulier l'arbutoside, qui lui confère son activité diurétique. Quant aux propriétés antiseptiques, elles sont le fait de l'hydroquinone. L'association de ces deux actions donne à la plante un rôle-clé de prévention et de traitement des cystites.

Posologie

2 gélules matin et soir à prendre au moment des repas.

La busserole est conseillée au signe de la Balance

Canneberge « cranberry »

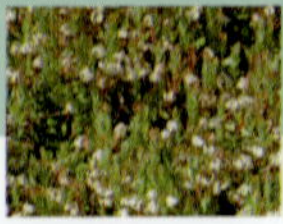

Vaccinium macrocarpon

Partie utilisée : le fruit

L'antibiotique naturel des infections urinaires

La canneberge est recommandée pour la prévention des infections urinaires récidivantes.

Présentation

C'est au nord du territoire américain et sur sa côte est que les Amérindiens ont été les premiers à profiter des vertus thérapeutiques de cette petite baie rouge sauvage avant d'en vanter les mérites aux premiers colons.

Indications

Diverses substances présentes dans le fruit de la canneberge, modifient la composition chimique de l'urine. Elles agissent en empêchant l'adhérence des bactéries responsables des infections urinaires.
Un traitement à base de canneberge permet de diminuer le nombre d'infections urinaires.

Posologie

1 gélule matin et soir pendant 10 jours puis 1 gélule le matin.

La canneberge est conseillée au signe de la Balance

Chiendent

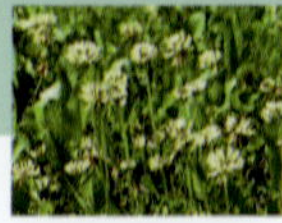

Agropyrum repens

Partie utilisée : le rhizome

La plante diurétique

Le chiendent est recommandé dans le traitement des calculs urinaires, des infections des voies urinaires et dans la prévention des récidives des coliques néphrétiques.

Présentation

Il est difficile de croire que cette mauvaise herbe qui encombre les champs et les jardins possède des vertus thérapeutiques. Elle fait pourtant des miracles dans le traitement des troubles du système urinaire.

Indications

Ses principes actifs sont particulièrement efficaces sur la diurèse en facilitant l'élimination rénale de l'eau. De plus, leurs propriétés anti-inflammatoires sont très appréciées pour soulager les douleurs provoquées par les infections urinaires.

Posologie

2 gélules matin et soir à prendre au moment des repas.

Le chiendent est conseillé au signe du Sagittaire

Coquelicot

Papaver rhœas

Partie utilisée : le pétale

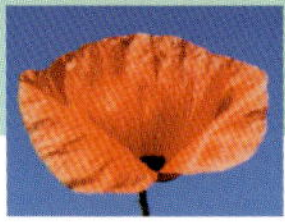

La plante des nerveux et des anxieux

Le coquelicot est recommandé dans le traitement des états de nervosité, d'émotivité, d'anxiété et contre les insomnies.

Présentation

La couleur rouge vif des fleurs du coquelicot se repère de loin dans les champs. Cette plante très fragile trouve son origine en Méditerranée orientale.

Indications

Le coquelicot est sédatif grâce à la présence d'alcaloïdes dans les pétales. Ces substances diminuent la nervosité, l'anxiété, l'émotivité et améliorent la qualité du sommeil. Il agit efficacement contre la toux car ses mucilages ont des propriétés adoucissantes sur les irritations de la gorge.

Il particulièrement adapté aux personnes âgées et aux enfants.

Posologie

Adulte : 2 gélules le soir au moment du repas et 2 gélules au coucher.

Enfant : 1 gélule le soir au moment du repas et 1 gélule au coucher.

Le coquelicot est conseillé au signe du Bélier

Courge (huile de pépins)

Curcubita pepo

Partie utilisée : les pépins

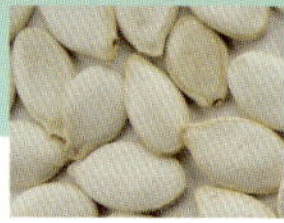

L'huile des problèmes de prostate

L'huile de pépins de courge est recommandée dans le traitement de l'adénome prostatique et de l'hypertrophie bénigne de la prostate.

Présentation

La courge est originaire des Amériques. Utilisée traditionnellement comme vermifuge, la courge, ou plutôt l'huile de ses pépins, aurait des propriétés décongestionnantes intéressantes en cas d'adénome de la prostate selon des études récentes.

Indications

C'est à la présence de phytostérols (stérols végétaux) et de zinc que cette huile doit son rôle d'inhibiteur de l'inflammation et de la croissance de l'adénome de la prostate. La cucurbitine, un autre constituant de l'huile de pépins de courge, est un excellent vermifuge. La courge est aussi très riche en vitamines B, C et E.

Posologie

1 gélule matin et soir à prendre au moment des repas.

L'huile de pépins de courge est conseillée au signe du Scorpion

Curcuma

Curcuma longa

Partie utilisée : le rhizome

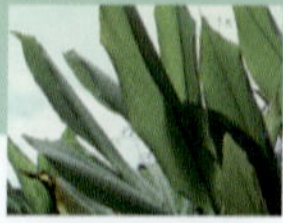

La plante des troubles digestifs

Le curcuma est recommandé dans le traitement des troubles digestifs. C'est un antioxydant et un anti-inflammatoire.

Présentation

Cultivé dans l'ensemble de l'Asie tropicale, le curcuma est traditionnellement utilisé dans l'alimentation asiatique.

Indications

Le curcuma a des pouvoirs anti-inflammatoires et antioxydants puissants qui lui permettent de neutraliser les substances nocives apportées par l'alimentation. C'est le remède contre la « crise de foie ». En favorisant la sécrétion de bile il facilite l'absorption des graisses et la solubilisation du cholestérol. Il agit aussi efficacement sur le syndrome du « côlon irritable » en stimulant la production et la qualité du mucus gastrique.

Posologie

1 gélule matin, midi et soir à prendre avant les repas.

Le curcuma est conseillé au signe de la Vierge

Cyprès

Cupressus sempervirens

Partie utilisée : les cônes fructifères

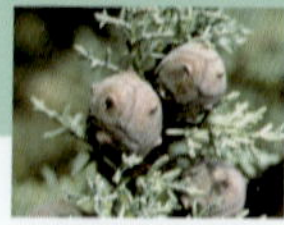

La plante de la circulation veineuse

Le cyprès est recommandé dans le traitement des varices, des hémorroïdes et des jambes lourdes.

Présentation

Le cyprès borde toutes les routes, les allées et les jardins des régions méditerranéennes. Cet arbre utilisé actuellement à des fins ornementales est originaire des régions du pourtour de la mer Égée. Il intéresse grandement la phytothérapie. L'efficacité du cyprès dans le traitement des troubles vasculaires a été largement confirmée.

Indications

Les cônes du cyprès renferment des polyphénols qui tonifient les vaisseaux et assurent une meilleure dynamique vasculaire. Ils jouent un rôle de protection des membranes contre les radicaux libres et sont de très bons anti-inflammatoires.

Posologie

1 gélule matin et soir à prendre au moment des repas.

Le cyprès est conseillé aux signes du Scorpion et du Verseau

Échinacée

Echinacea purpurea

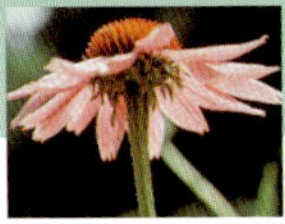

Partie utilisée : la racine

Un immunostimulant naturel

L'échinacée est recommandée dans la prévention des maladies virales.

Présentation

Toutes les espèces d'échinacée sont originaires d'Amérique du Nord. Trois d'entre elles sont reconnues pour leurs vertus médicinales. Les Amérindiens les utilisaient pour soigner les infections des voies respiratoires et les morsures de serpent.

Indications

Parmi les principes actifs de l'échinacée, on trouve des polysaccharides qui protègent les cellules des agressions virales, des alcamides, substances antibactériennes et antifongiques, ainsi que des composants anti-inflammatoires. Il semblerait que ce soit la synergie de ses différents constituants qui confère ses propriétés immunostimulantes. Résultat : plus de globules blancs et synthèse accrue d'une molécule essentielle dans l'immunité, l'interféron.

Posologie

1 gélule matin, midi et soir à prendre avant les repas.

L'échinacée est conseillée au signe du Poissons

Éleuthérocoque

Eleutherococcus senticosus

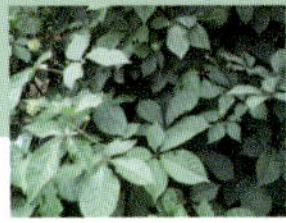

Partie utilisée : la racine

La plante de l'énergie

L'éleuthérocoque est recommandé dans le traitement de la fatigue physique. Il est fortifiant et stimulant. Son emploi par les sportifs est vivement conseillé.

Présentation

Appelé aussi « ginseng russe », l'éleuthérocoque possède des fruits noirs et charnus. Il a été utilisé par les cosmonautes russes pour optimiser leur adaptation à l'espace et a été très employé en Europe de l'Est pour améliorer les performances des athlètes.

Indications

Les composés de la racine renforcent la résistance à la fatigue, améliorent la réaction au stress et stimulent le système immunitaire. L'éleuthérocoque, comme le ginseng, est une plante « adaptogène », c'est-à-dire qu'il favorise la résistance de l'organisme à l'effort tout en facilitant la récupération.

Posologie

2 à 3 gélules le matin à prendre au petit déjeuner.

L'éleuthérocoque est conseillé au signe du Verseau

Eucalyptus

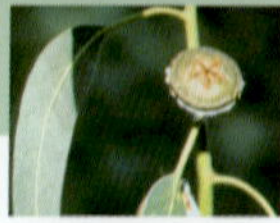

Eucalyptus globulus

Partie utilisée : la feuille

La plante de toutes les fonctions respiratoires

L'eucalyptus est recommandé dans le traitement des bronchites aiguës et chroniques, des toux et des rhumes.

Présentation

Originaire d'Australie, l'eucalyptus été appelé « arbre à fièvre » car il absorbe une grande quantité d'eau en période de croissance et assèche tous les marais, éliminant ainsi les milieux de reproduction des moustiques vecteurs de la malaria.

Indications

On reconnaît au composé principal de l'huile essentielle de la feuille d'eucalyptus, l'eucalyptol, des activités antitussives, expectorantes et antiseptiques. Cette huile est donc particulièrement recommandée pour soigner les bronchites et les trachéites. Pour éviter toute perte d'activité il vaut mieux utiliser l'eucalyptus sous forme de gélules.

Posologie

1 gélule matin, midi et soir à prendre avant les repas.

L'eucalyptus est conseillé aux signes du Bélier et du Poissons

Fenouil

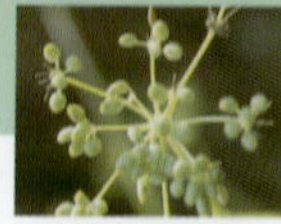

Foeniculum vulgare

Partie utilisée : le fruit

La plante du soulagement digestif

Le fenouil est recommandé dans le traitement des colites, des gastrites, de l'aérophagie et des ballonnements. C'est un antispasmodique.

Présentation

Considéré comme une plante aromatique, le fenouil est reconnu comme fortifiant et remède antiparasitaire depuis l'Antiquité.

Indications

Les propriétés médicinales du fenouil viennent de l'anéthol dont on connaît bien l'arôme anisé. Cette substance présente dans l'huile essentielle est efficace contre les troubles du système digestif tels que les gastrites et les colites. Elle stimule la digestion, soulage les douleurs abdominales et possède une action antispasmodique. Ses effets contre la fermentation des aliments en cours de digestion satisferont les habitués des problèmes d'aérophagie.

Posologie

1 gélule matin et soir à prendre avant les repas.

Le fenouil est conseillé au signe du Cancer

Fenugrec

Trigonella foenum graecum

Partie utilisée : la graine

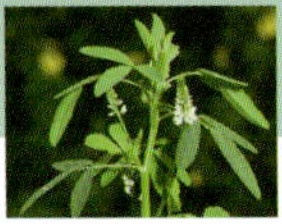

La plante antidiabète

Le fenugrec est recommandé dans le traitement du diabète et comme stimulant de l'appétit.

Présentation

Originaire d'Inde et de Chine, on trouve également le fenugrec dans les régions du Maghreb. Cette plante, utilisée comme aromate dans les préparations culinaires, est reconnue depuis longtemps par la médecine traditionnelle pour ces propriétés antidiabétiques.

Indications

Un acide aminé, la 4-hydroxy-isoleucine, présent dans la graine de fenugrec a montré une activité stimulante sur la sécrétion d'insuline. C'est la raison pour laquelle la plante est conseillée dans le traitement du diabète de type II appelé aussi diabète non insulinodépendant. Par ailleurs, le fenugrec augmente l'appétit ce qui peut se révéler très utile pour les personnes qui maigrissent involontairement.

Posologie

1 gélule matin, midi et soir à prendre avant les repas.

Le fenugrec est conseillé au signe du Taureau

Fragon ou petit houx

Ruscus aculeatus

Parties utilisées : le rhizome ou la racine

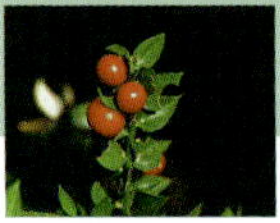

La plante des troubles veineux fonctionnels

Le fragon est recommandé dans le traitement des jambes lourdes et des hémorroïdes.

Présentation

Cet arbrisseau toujours vert pousse de l'ouest de l'Europe jusqu'en Europe centrale. Des petites fleurs verdâtres et des baies rouges ornent la pointe épineuse de ses rameaux.

Indications

Saponosides stéroïdiques et rutoside possèdent de multiples effets positifs sur les veines et les vaisseaux. Le rutoside tonifie les parois veineuses et diminue leur perméabilité. Vasoconstricteurs, les saponosides sont des anti-œdémateux et des anti-inflammatoires efficaces particulièrement bénéfiques en cas d'hémorroïdes.

Posologie

1 gélule matin, midi et soir à prendre au moment des repas. La posologie peut être portée à 6 gélules par jour si nécessaire.

Le fragon est conseillé aux signes du Taureau, du Lion, du Scorpion et du Verseau

Frêne

Fraxinus excelsior

Partie utilisée : la feuille

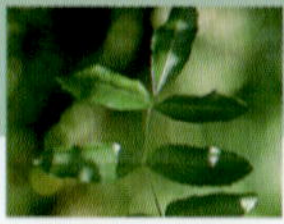

La plante des douleurs rhumatismales

Le frêne est recommandé dans le traitement des douleurs articulaires, de la goutte et de l'arthrose

Présentation

Au Moyen Âge, la feuille de frêne était prescrite par sainte Hildegarde pour soigner la goutte. Ce grand arbre qui s'élève vers le ciel est connu pour ses propriétés diurétiques depuis les temps reculés. Il est très commun dans toutes les régions tempérées d'Europe.

Indications

L'action anti-inflammatoire du rutoside contenu dans ses feuilles, soulage les douleurs rhumatismales et arthrosiques. Le frêne est un excellent diurétique et permet de prévenir les crises de goutte. Il a également des vertus antioxydantes.

Posologie

1 gélule matin, midi et soir à prendre au moment des repas.

Le frêne est conseillé au signe du Taureau

Gingembre

Zingiber officinale

Partie utilisée : le rhizome

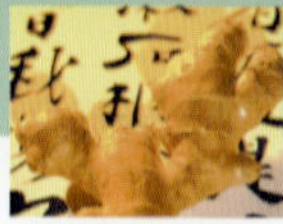

La plante de la vitalité

Le gingembre est recommandé dans le traitement de la fatigue, de l'impuissance, de l'asthénie et du mal des transports.

Présentation

Cette épice originaire de l'Inde était convoitée dès le Moyen Âge. L'intérêt de la plante vient de l'huile de son rhizome à l'odeur camphrée caractéristique. Sa saveur piquante provient de la résine.

Indications

Les propriétés du gingembre dues à la présence de gingérols se manifestent surtout au niveau du système digestif. Chez l'homme, son utilité a surtout été montrée dans la prévention du mal des transports. Sa réputation d'aphrodisiaque viendrait de son action stimulante sur la fertilité masculine et sur la mobilité des spermatozoïdes mais il est avant tout un stimulant et un revitalisant très efficace.

Posologie

2 gélules matin et midi à prendre au moment des repas, 2 autres une heure avant de voyager.

Le gingembre est conseillé au signe du Gémeaux

Ginkgo

Ginkgo biloba

Partie utilisée : la feuille

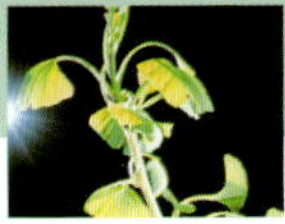

La plante de la jeunesse cérébrale

Le ginkgo est recommandé pour les troubles circulatoires cérébraux (perte de mémoire) et pour améliorer les performances cognitives.

Présentation

Le ginkgo, arbre emblématique d'Asie, a traversé les âges : on le trouvait déjà, identique à aujourd'hui, il y a 200 millions d'années. Ses feuilles bilobées font l'admiration des promeneurs avertis tandis que son fruit réjouit le palais des Japonais.

Indications

Les actifs du ginkgo dilatent les artères, les veines et les capillaires. Ils agissent aussi comme veinotoniques et diminuent la perméabilité capillaire. Ils améliorent la circulation du sang au niveau du cerveau, agissant favorablement sur la mémoire et les performances cognitives.

Posologie

1 gélule matin, midi et soir à prendre au moment des repas.

Le ginkgo est conseillé au signe du Verseau

Ginseng

Panax ginseng

Partie utilisée : la racine

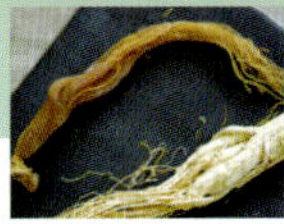

La plante du tonus par excellence

Le ginseng est recommandé dans le traitement de la fatigue et du surmenage.

Présentation

Depuis des millénaires, le ginseng, « plante royale », possède toutes les vertus nécessaires à la longévité des Chinois. En Occident, elle a commencé à jouir d'une bonne réputation dès le XVIIIe siècle.

Indications

Ce sont les « ginsénosides » du ginseng qui sont responsables de l'amélioration des performances physiques et intellectuelles. Il permet aussi une meilleure adaptation de l'organisme à l'effort et diminue la sensation de fatigue. Le ginseng est également un excellent stimulant des défenses immunitaires. Ses effets sur les glandes endocrines sont responsables de ses vertus aphrodisiaques.

Posologie

2 gélules le matin à prendre au petit déjeuner.

Le ginseng est conseillé aux signes du Bélier et du Verseau

Hamamélis

Hamamelis virginiana

Partie utilisée : la feuille

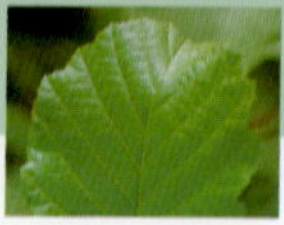

La plante de la fragilité des vaisseaux

L'hamamélis est recommandé dans le traitement de la couperose, de la fragilité des vaisseaux, des varices et des jambes lourdes.

Présentation

L'hamamélis est originaire de la côte est d'Amérique du Nord. Elle se présente sous forme d'un arbrisseau qui, selon les Indiens, possédait des pouvoirs magiques.

Indications

Les principes actifs renfermés par les feuilles d'hamamélis sont des flavonoïdes et des tanins astringents. Les flavonoïdes augmentent la résistance des capillaires et diminuent leur perméabilité. Les tanins ont une action veinotonique. La combinaison de ces effets confère à la plante une action bénéfique sur les troubles de la circulation veineuse et capillaire.

Posologie

1 gélule matin, midi et soir à prendre au moment des repas. La posologie peut être portée à 6 gélules par jour si nécessaire.

L'hamamélis est conseillé aux signes du Taureau et du Verseau

Harpagophytum

Harpagophytum procumbens

Partie utilisée : la racine secondaire

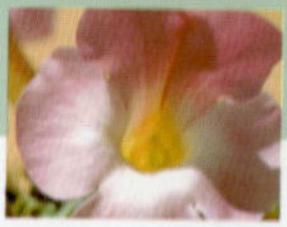

Le remède miracle des rhumatismes et de l'arthrose

L'harpagophytum est recommandé dans le traitement des rhumatismes, de l'arthrose, de l'arthrite et des tendinites.

Présentation

Cette plante originaire du désert du Kalahari et d'Afrique du Sud était depuis des millénaires bien connue des sorciers qui l'utilisaient contre les maux les plus divers. En France, elle possède le statut de plante médicinale.

Indications

Ses principaux agents actifs, l'harpagoside et la procumbine, sont responsables de l'activité fortement anti-inflammatoire et analgésique de la racine secondaire de la plante. Ces deux vertus sont attestées par de nombreuses études scientifiques menées sur des personnes souffrant d'arthrose.

Posologie

Traitement d'attaque : 2 gélules matin, midi et soir au moment des repas.

L'harpagophytum est conseillé aux signes du Gémeaux, du Lion, de la Balance, du Sagittaire et du Capricorne

Ispaghul

Plantago ovata

Parties utilisées :
les téguments de la graine

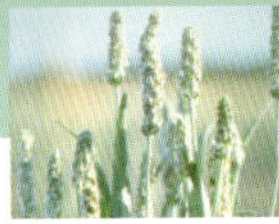

La plante du transit

L'ispaghul est recommandé dans le traitement de la constipation. C'est un régulateur du transit intestinal et un coupe-faim.

Présentation

Les graines d'ispaghul, longtemps administrées contre la dysenterie, sont inscrites dans la pharmacopée indienne. Appelée aussi plantain rose, la plante est cultivée en Inde et au Pakistan.

Indications

La plante renferme des fibres et des mucilages doués d'un fort pouvoir de gonflement en présence d'eau. Ces derniers jouent le rôle de pansement protecteur au niveau de l'estomac et de l'intestin. Ils confèrent également à la plante un effet coupe-faim et ralentissent l'assimilation du glucose et des graisses. L'ispaghul est donc intéressant pendant les cures amaigrissantes. C'est un laxatif mécanique.

Posologie

Pour l'effet coupe-faim : 4 gélules le matin et à midi à prendre avant les repas.

Pour l'effet fibre sur le transit intestinal : 1 gélule matin, midi et soir au moment des repas.

L'ispaghul est conseillé au signe de la Vierge

Lamier blanc (ortie blanche)

Lamium album

Partie utilisée : la sommité fleurie

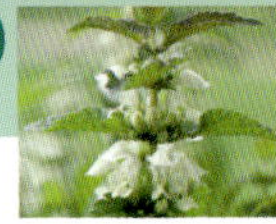

La plante de l'élimination de l'acide urique

Le lamier blanc est recommandé dans le traitement des excès d'acide urique et des troubles gynécologiques.

Présentation

Le lamier blanc forme des touffes dans les prairies, les haies et au bord des chemins.

Indications

Les mucilages et les flavonoïdes, constituants de la sommité fleurie du lamier blanc, sont des dépuratifs efficaces. Ils améliorent l'élimination rénale et digestive de l'acide urique. Les tanins astringents du lamier blanc lui confèrent, quant à eux, des vertus intéressantes pour traiter les pertes blanches et les saignements utérins entre les menstruations ou après la ménopause.

Posologie

1 gélule matin, midi et soir à prendre au moment des repas. La posologie peut être portée à 5 gélules par jour si nécessaire.

Le lamier blanc est conseillé au signe du Taureau

Lithothame

Lithotamus calcareum

Partie utilisée : le thalle

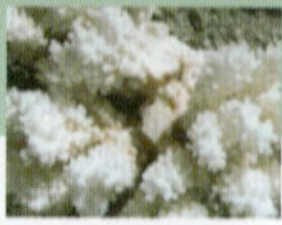

La plante qui combat l'acidité

Le lithothame protège l'estomac contre l'hyperacidité, les brûlures d'estomac, le reflux gastro-oesophagien.

Présentation

Le lithothame est une petite algue calcaire qui a la propriété de cristalliser sur son thalle les éléments minéraux contenus dans l'eau de mer, essentiellement du calcium mais aussi du magnésium, du fer et des oligo-éléments.

Indications

Le lithothame grâce à sa richesse en carbonate de calcium neutralise l'acidité de l'organisme. Cette plante est donc très utile en cas de troubles gastriques (maux d'estomac, reflux gastro-oesophagien, ulcères) ainsi que lors d'affections telles que l'arthrose ou l'ostéoporose. Anti-acide et reminéralisant, le lithothame est un produit de base en rhumatologie.

Posologie

2 gélules par jour à prendre au petit-déjeuner

Le lithothame est conseillé au signe du cancer

Marronnier d'Inde

Aesculus hippocastanum

Parties utilisées : l'écorce et la graine

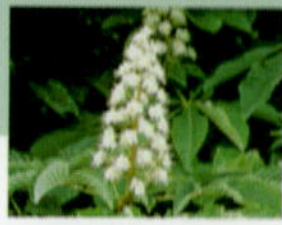

La plante des crises hémorroïdaires

Le marronnier d'Inde est recommandé dans le traitement des hémorroïdes, des varices et des jambes lourdes.

Présentation

Originaire des Balkans, le marronnier d'Inde a été introduit tardivement en France. Ce n'est qu'à partir du XVIIe siècle qu'on a commencé à voir cet arbre orner nos parcs avant d'intéresser la phytothérapie.

Indications

L'écorce de l'arbre est riche en esculoside. Ce principe actif augmente la résistance et diminue la perméabilité des vaisseaux. La graine contient de l'escine qui a une action anti-inflammatoire très utile pour soulager les crises hémorroïdaires. À cela s'ajoute l'effet anti-inflammatoire des flavonoïdes.

Posologie

1 gélule matin, midi et soir à prendre au moment des repas.

Le marronnier d'Inde est réservé à l'adulte et il est déconseillé aux femmes enceintes ainsi qu'aux femmes souffrant d'insuffisance rénale.

Le marronnier d'Inde est conseillé aux signes du Scorpion et du Verseau

Marrube blanc

Marrubium vulgare

Partie utilisée : la sommité fleurie

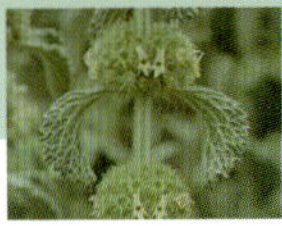

La plante des poumons fragiles

Le marrube blanc est recommandé dans le traitement de la toux, de la bronchite, de l'asthme et de la trachéite.

Présentation

Le marrube blanc pousse dans les régions du pourtour méditerranéen, au pied des murs et en bordure des chemins. Ses petites fleurs blanches ont été reconnues pour leurs vertus sur le système respiratoire dès l'Égypte ancienne.

Indications

Les deux constituants majeurs de la sommité fleurie du marrube blanc fluidifient les sécrétions bronchiques et facilitent l'expectoration. Ils sont également antitussifs. L'action des mucilages renforce ces effets. On attribue également au marrube blanc un rôle de régulateur du rythme cardiaque.

Posologie

1 gélule matin, midi et soir à prendre au moment des repas. La posologie peut être portée à 5 gélules par jour si nécessaire.

Le marrube blanc est conseillé au signe du Taureau

Mauve

Malva sylvestris

Partie utilisée : la fleur

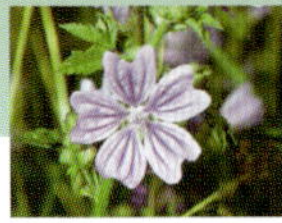

La plante des troubles pectoraux

La mauve est recommandée dans le traitement de la bronchite, de la toux, de la laryngite et de l'enrouement.

Présentation

La mauve pousse spontanément dans toute l'Europe et le nord de l'Asie.

Ses belles fleurs, de couleur mauve, ont donné son nom à la plante.

Indications

Les fleurs sont riches en mucilages au même titre que les tiges et les feuilles. Ces composés ont des effets adoucissants sur les voies respiratoires. Ils sont antitussifs et anti-inflammatoires. La phytothérapie emploie ces fleurs pour leurs propriétés émollientes et pectorales, particulièrement intérrésantes contre les bronchites.

Posologie

1 gélule matin, midi et soir à prendre au moment des repas.

La posologie peut être portée à 5 gélules par jour si nécessaire.

La mauve est conseillée aux signes du Cancer et de la Vierge

Mélilot

Melilotus officinalis

Partie utilisée : la sommité fleurie

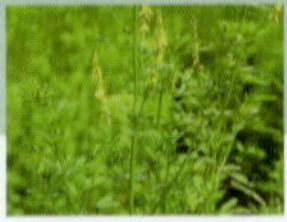

La plante du tonus veineux

Le mélilot est recommandé dans le traitement des varices, des œdèmes et des jambes lourdes. C'est un anticoagulant.

Présentation

Le mélilot est une plante herbacée avec des petites fleurs jaunes réunies en grappes allongées.

Indications

De nombreux polyphénols, des flavonoïdes en particulier, ont été isolés dans la plante. Son composant actif, la coumarine, atteint des teneurs maximales dans les fleurs. Ces flavonoïdes donnent à la plante des propriétés anti-inflammatoires et anti-œdémateuses qui présentent un intérêt évident dans le traitement de l'insuffisance veino-lymphatique. La coumarine qui est un anticoagulant et un fluidifiant naturel agit efficacement contre les varices.

Posologie

1 gélule matin, midi et soir à prendre avant les repas.

La posologie peut être portée à 5 gélules par jour si nécessaire.

Le mélilot est conseillé au signe du Verseau

Mélisse

Melissa officinalis

Partie utilisée : la feuille

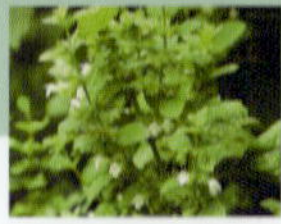

La plante du confort digestif

La mélisse est recommandée dans le traitement du stress, de la nervosité et des spasmes intestinaux.

Présentation

De nos jours, cette petite plante aromatique originaire d'Asie Mineure est cultivée. La phytothérapie s'intéresse à ses feuilles qui dégagent une odeur agréable due à une huile essentielle puissante.

Indications

La composition des feuilles de mélisse est bien connue. Des polyphénols y côtoient l'acide rosmarinique (de la famille des acides-phénols) et des flavonoïdes. À cela s'ajoute une huile essentielle riche en citral. Ce dernier a une action sédative particulièrement efficace sur les troubles digestifs d'origine nerveuse.

Posologie

Adulte : 1 gélule matin, midi et soir à prendre au moment des repas.

Enfant : 2 gélules par jour.

La mélisse est conseillée aux signes du Cancer, de la Vierge et du Verseau

Menthe poivrée

Mentha piperita

Partie utilisée : la feuille

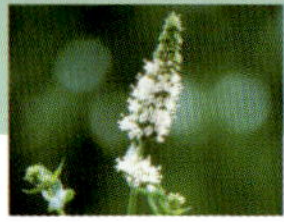

Le remède des problèmes digestifs

La menthe poivrée est recommandée dans le traitement des colites spasmodiques, des crampes digestives et des ballonnements.

Présentation

Appréciée dans l'alimentation pour son arôme, la menthe poivrée est aussi reconnue pour ses vertus médicinales. Les feuilles fournissent une huile essentielle de composition différente selon les conditions de culture, le climat, les périodes de récolte mais aussi le procédé d'obtention.

Indications

L'huile essentielle est considérée comme l'élément actif de la feuille grâce à la présence de deux constituants majeurs, le menthol et le menthone, qui calment les spasmes digestifs et intestinaux. La feuille renferme également des caroténoïdes et des flavonoïdes. La menthe possède une action antiseptique efficace contre les fermentations intestinales.

Posologie

1 gélule matin et soir à prendre avant les repas.

La menthe est conseillée au signe de la Vierge

Millepertuis

Hypericum perforatum

Partie utilisée : la sommité fleurie

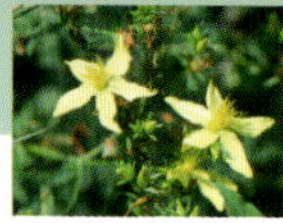

L'antidépresseur naturel

Le millepertuis est recommandé dans le traitement des troubles de l'humeur, du stress, de l'anxiété et des baisses de moral.

Présentation

Le millepertuis est aussi appelé « herbe de la Saint-Jean » car sa floraison d'un beau jaune vif a lieu aux alentours de la Saint-Jean. Il est originaire d'Europe, d'Afrique du Nord et du Moyen-Orient, mais actuellement on le cultive un peu partout.

Indications

Les études montrent que le millepertuis est aussi efficace que les antidépresseurs de synthèse contre les dépressions légères à modérées et qu'il est parfaitement bien toléré. Il est particulièrement efficace chez les personnes qui souffrent de dépression réactionnelle (liée à une situation matérielle ou affective difficile).

Posologie

1 gélule deux fois par jour à prendre au moment des repas.

Déconseillé en cas de grossesse et d'allaitement.

Le millepertuis est conseillé aux signes du Bélier et de la Vierge

Myrtille (baie)

Vaccinium myrtillus

Partie utilisée : le fruit

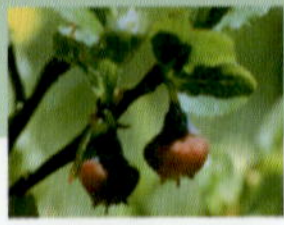

La plante du côlon irritable

La baie de myrtille est recommandée dans le traitement de la diarrhée et de la colite. De plus, elle améliore la vision nocturne.

Présentation

Vivement colorées, les baies de myrtille sont appétissantes. On rencontre cet arbrisseau dans les sous-bois des régions montagneuses.

Indications

La baie de myrtille est riche en minéraux, notamment en potassium qui a une action efficace sur la digestion. Autres constituants, les tanins qui sont antidiarrhéiques et qui soulagent les douleurs et les spasmes intestinaux. À cette vertu s'ajoute une activité antibactérienne. La baie de myrtille représente aussi une importante source de vitamine C. Ses anthocyanines, des pigments antioxydants, agissent sur la vision en favorisant la régénération du pourpre rétinien.

Posologie

1 gélule matin et soir à prendre au moment des repas. La posologie peut être portée à 5 gélules par jour si nécessaire.

La baie de myrtille est conseillée au signe de la Balance

Myrtille (feuille)

Vaccinium myrtillus

Partie utilisée : la feuille

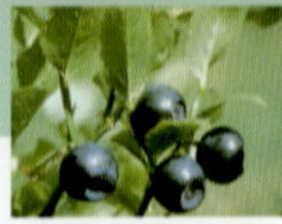

La plante du tonus veineux

La feuille de myrtille est recommandée dans le traitement de la couperose, du diabète et de la vieillesse. Elle renforce les capillaires.

Présentation

Les feuilles de cet arbrisseau ont des feuilles ovales caduques. Elles sont récoltées en été.

Indications

Les feuilles renferment des polyphénols flavaniques. Ces composés jouent un rôle intéressant dans la résistance et la perméabilité des capillaires. Ils sont également anti-inflammatoires. La feuille de myrtille contient également un antioxydant, la ptérostilbène, qui régule la glycémie. La myrtille est de ce fait intéressante pour les personnes atteintes de diabète de type II.

Posologie

1 gélule matin et soir à prendre au moment des repas. La posologie peut être portée à 5 gélules par jour si nécessaire.

La feuille de myrtille est recommandée au signe de la Balance

Olivier

Olea europaea

Partie utilisée : la feuille

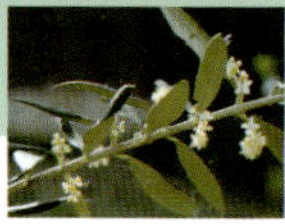

La plante de la tension artérielle

L'olivier est recommandé dans le traitement de l'hypertension artérielle, des maladies cardio-vasculaires et du diabète non insulinodépendant.

Présentation

L'olivier est l'arbre roi des régions méditerranéennes. Son huile et ses fruits sont fameux, mais sa feuille, même si elle est moins célèbre, possède aussi des vertus médicinales.

Indications

La feuille d'olivier renferme de nombreux composés intéressants. L'activité hypotensive de la feuille semble liée à un iridoïde, l'oleuropéoside. Cependant les chercheurs penchent de plus en plus en faveur de l'oléacine, récemment isolée, pour expliquer la régulation de la tension artérielle.

Posologie

1 gélule matin et soir à prendre au moment des repas.

L'olivier est conseillé aux signes du Taureau et du Lion

Onagre (huile)

Oenothera biennis

Partie utilisée : la graine

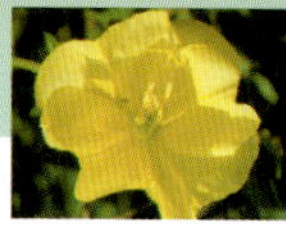

La plante du confort féminin

L'onagre est recommandée dans le traitement du syndrome prémenstruel (irritabilité, tension mammaire et rétention d'eau).

Présentation

L'onagre est cultivée pour ses graines dont on extrait de l'huile. Les Amérindiens lui reconnaissaient des propriétés thérapeutiques et utilisaient ses feuilles en cataplasme pour soigner les hémorroïdes et les contusions multiples.

Indications

L'huile d'onagre renferme un acide gras essentiel de type oméga-6 qui donne naissance à des composés efficaces sur les symptômes du syndrome prémenstruel. En effet pendant cette période comme lors de certaines maladies (diabète, infections virales etc.) l'organisme ne synthétise pas assez d'acide gamma-linolénique. L'huile d'onagre permet de pallier ce déficit.

Posologie

1 gélule matin et soir 10 jours par mois pendant la seconde moitié du cycle.

L'onagre est conseillée aux signes de la Vierge, de la Balance, du Scorpion et du Capricorne

Orthosiphon

Orthosiphon stamineus

Partie utilisée : la feuille

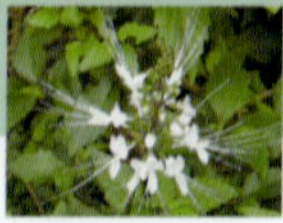

Le nettoyeur de l'organisme

L'orthosiphon est recommandé dans le traitement des calculs biliaires et urinaires. C'est un puissant diurétique.

Présentation

La réputation de l'orthosiphon, ou « thé de Java », dans le traitement des maladies des reins et de la vessie remonte à plusieurs siècles en Inde et en Indonésie.

Indications

Sa feuille contient des flavonoïdes, des huiles essentielles et du potassium. C'est à ses différents composés que l'orthosiphon doit son fort pouvoir diurétique. Son action de drainage permet de lutter efficacement contre les calculs biliaires et rénaux. De plus, il fait baisser le taux de cholestérol et améliore l'évacuation de la bile. Diurétique et dépuratif, l'orthosiphon est tout indiqué en complément des régimes amincissants.

Posologie

2 gélules matin et soir à prendre au moment des repas.

L'orthosiphon est conseillé au signe du Sagittaire

Ortie

Urtica dioica

Partie utilisée : la partie aérienne

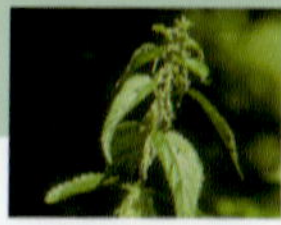

La plante des apports en minéraux

L'ortie est recommandée dans le traitement des ongles cassants, de la chute des cheveux, de l'acné et de la fatigue.

Présentation

Qui n'a pas de mauvais souvenirs de démangeaisons et de brûlures parfois douloureuses dues à des frottements malencontreux sur des orties ? Pourtant, depuis longtemps, sa richesse en éléments minéraux et en vitamines est reconnue par les médecines traditionnelles.

Indications

Les parties aériennes renferment du fer, du silicium et du magnésium. À cela s'ajoutent des oligoéléments, des vitamines du groupe B, des vitamines A, C et E, des caroténoïdes et de nombreux flavonoïdes. L'action combinée de tous ces constituants confère à l'ortie un rôle essentiel quand l'organisme fatigué est victime de nombreuses carences.

Posologie

1 gélule matin et soir à prendre avant les repas.

L'ortie (parties aériennes) est conseillée aux signes du Cancer, du Lion et du Verseau

Ortie (racine)

Urtica dioica

Partie utilisée : la racine

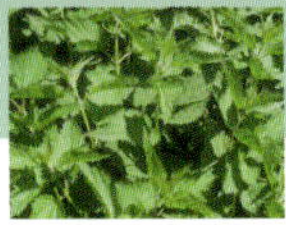

La plante des troubles de la prostate

La racine d'ortie est recommandée dans le traitement de l'adénome prostatique.

Présentation

L'ortie pousse sur des sols riches en matières organiques. Si personne n'apprécie les feuilles urticantes de cette plante, les vertus de ses parties aériennes et de sa racine sont réelles.

Indications

Bien que l'on ne connaisse pas encore avec précision ses mécanismes d'action, ce serait le ß-sitostérol contenu dans la racine d'ortie qui serait à l'origine de l'amélioration des symptômes de l'adénome bénin de la prostate. Ce stérol agit directement sur les causes de l'hypertrophie de cette glande masculine.

Posologie

1 gélule matin et midi à prendre au moment des repas.

Réservé à l'adulte.

La racine d'ortie est conseillée au signe du Scorpion

Partenelle (ou grande camomille)

Tanacetum parthenium

Partie utilisée : la sommité fleurie

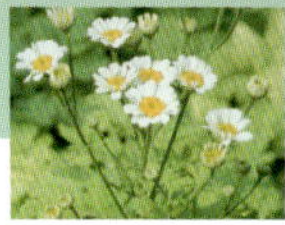

La plante du mal de tête

La partenelle est recommandée dans le traitement des migraines.

Présentation

Originaire de l'Europe de l'Est et du Moyen-Orient, la grande camomille se trouve aujourd'hui dans toute l'Europe. Il arrive souvent qu'elle colonise les champs et les terrains à l'abandon. Elle est également cultivée.

Indications

La grande camomille a toujours été considérée comme un remède antimigraineux dans la médecine traditionnelle. C'est en agissant sur les artères cérébrales et en bloquant la libération de sérotonine que l'un des constituants majeurs de la plante, le parthénolide, bloque l'apparition des migraines. Pour être efficace, les cures doivent se faire sur une période d'au moins trois mois. Cette plante est déconseillée chez la femme enceinte.

Posologie

1 gélule matin, midi et soir à prendre au moment des repas.

La grande camomille est conseillée au signe du Bélier

Passiflore

Passiflora incarnata

Partie utilisée : la partie aérienne

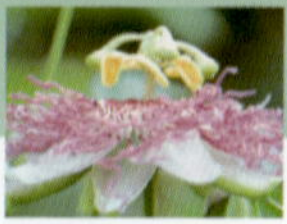

La plante des insomniaques

La passiflore est recommandée dans les cas d'insomnie, de nervosité, de stress et de sevrage des traitements par anxiolytiques.

Présentation

La passiflore est une plante grimpante ornée de grandes fleurs. Ce n'est qu'à la fin du XIXe siècle que des médecins américains ont découvert ses propriétés calmantes.

Indications

Parmi les nombreux composés de la passiflore, un alcaloïde et un flavonoïde semblent intervenir plus particulièrement sur les troubles du sommeil et l'anxiété. La passiflore ne génère ni accoutumance, ni dépendance.

Posologie

Adulte :

2 gélules avant le repas puis 2 au coucher.

Enfant :

1 gélule le soir et 1 gélule au coucher.

La passiflore est conseillée aux signes de la Vierge et du Verseau

Pélargonium

Pelargonium sidoïdes et reniform

Partie utilisée : la racine

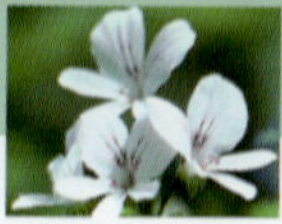

La plante qui renforce l'immunité

Le pélargonium augmente l'efficacité des défenses immunitaires au niveau de la sphère oto-rhino-laryngologique. Elle est conseillée pour prévenir et traiter les affections respiratoires courantes : rhume, bronchite, pharyngite.

Présentation

Le pélargonium fait parti de la famille des géraniums et pousse en Afrique du Sud.

Indications

Le pélargonium empêche les bactéries et les virus de se fixer sur les cellules des muqueuses respiratoires. De ce fait, ils ne peuvent pas se développer. Le pélargonium stimule le système immunitaire et facilite la mobilisation de l'organisme contre les agents pathogènes. De nombreuses études cliniques ont mis en évidence ses propriétés antimicrobiennes, expectorantes et immunostimulantes.

Posologie

2 gélules à prendre au petit-déjeuner.

Le pélargonium est conseillé au signe du Poissons

Pensée sauvage

Viola tricolor

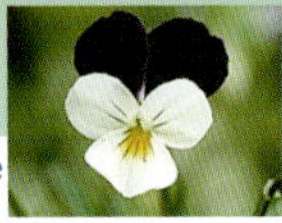

Partie utilisée : la partie aérienne fleurie

La plante purificatrice de la peau

La pensée sauvage est recommandée dans le traitement de l'acné, de l'eczéma et du psoriasis. C'est un dépuratif de la peau.

Présentation

Les fleurs de la pensée sauvage, jaunes, bleues et blanches, illuminent les champs de leurs couleurs. Elles permettent de soigner de nombreuses maladies de la peau.

Indications

La partie aérienne fleurie de la pensée sauvage est riche en saponosides, en mucilages, en vitamine E, en acides-phénols et en pigments. Les saponosides favorisent l'élimination des toxines au niveau des reins et du foie. Les mucilages interviennent dans la régulation du transit intestinal. La vitamine E antioxydante permet de lutter contre le vieillissement. C'est l'association de ces activités qui confère à la pensée sauvage un rôle dépuratif et purifiant sur la peau.

Posologie

1 gélule matin, midi et soir à prendre au moment des repas.

La pensée sauvage est recommandée aux signes du Cancer et du Capricorne

Piloselle

Hieracium pilosellla

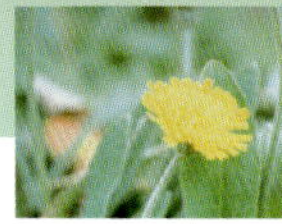

Partie utilisée : la plante entière

La plante ennemie des excès de sel

La piloselle est recommandée dans le traitement de la rétention d'eau et des œdèmes des membres inférieurs.

Présentation

La piloselle, plante à fleur jaune, doit son nom au fait qu'elle est recouverte de poils. La médecine traditionnelle préconisait la piloselle contre les affections rénales et pour accélérer la cicatrisation des plaies.

Indications

La plante entière renferme une coumarine : l'ombelliférone. Cette substance a la particularité d'augmenter la sécrétion de bile. En outre, les flavonoïdes de la piloselle l'inscrivent parmi les plantes diurétiques. Ils facilitent l'élimination de l'eau et des sels retenus dans les tissus.

Posologie

2 gélules matin et midi à prendre au moment des repas.
La piloselle est déconseillée en cas de tension artérielle très basse.

La piloselle est conseillée aux signes du Sagittaire et du Poissons

Pissenlit

Taraxacum officinale

Partie utilisée : la feuille

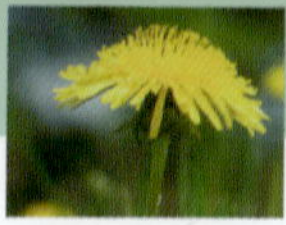

La plante dépurative par excellence

Le pissenlit est recommandé dans la prévention des calculs biliaires et rénaux.

Présentation

On trouve le pissenlit dans toutes les régions du monde. Cette plante vivace aux fleurs jaunes et aux feuilles très découpées pousse absolument partout. Les feuilles de pissenlit ont une certaine amertume.

Indications

Les feuilles du pissenlit renferment des flavonoïdes responsables de son action diurétique. Elles facilitent l'écoulement de la bile et stimulent les foies paresseux. Les feuilles nettoient ainsi l'organisme favorisant l'élimination des toxines. Il est d'ailleurs recommandé de faire une cure de pissenlit à chaque changement de saison surtout pour les abonnés aux excès alimentaires.

Posologie

2 gélules matin et midi à prendre au moment des repas.

Le pissenlit est conseillé au signe du Sagittaire

Plantain

Plantago major

Partie utilisée : la feuille

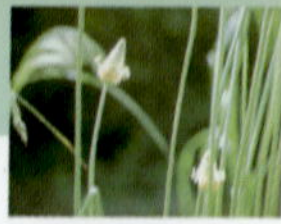

L'antiallergique respiratoire

Le plantain est recommandé dans le traitement de l'asthme, de la toux, de la laryngite, du rhume des foins et de la sinusite.

Présentation

Pour être exact, on devrait parler des plantains car il en existe plusieurs. Cependant, celui dont la composition de la feuille est la mieux connue s'appelle le « plantain majeur » ou grand plantain. On le trouve partout en France, dans les champs et au bord des chemins.

Indications

Cette plante a la propriété de dilater les bronches. Les mucilages présents dans la feuille ont une action adoucissante et émolliente. Ils facilitent l'expectoration. Le plantain est aussi anti-inflammatoire et antiallergique.

Posologie

1 gélule matin, midi et soir à prendre avant les repas.

Le plantain est conseillé aux signes du Bélier et de la Balance

Prêle

Equisetum arvense

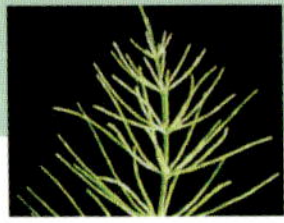

Partie utilisée : la partie aérienne stérile

La plante des os en bonne santé

La prêle est recommandée dans le traitement des rhumatismes, de l'arthrose et dans la consolidation des fractures. C'est un reminéralisant osseux.

Présentation

La prêle colonise toutes les régions du monde où l'on trouve des sols humides, marécageux, argilo-siliceux où elle puise les minéraux. La médecine populaire du XVIIe siècle vantait déjà ses vertus reminéralisantes.

Indications

La prêle se distingue par son extraordinaire richesse minérale, particulièrement en silicium et en potassium. La prêle est efficace dans le traitement de toutes les maladies articulaires en facilitant la reconstitution du cartilage. Elle est également intéressante en cas de carences en silicium qui sont fréquentes lorsque l'âge augmente.

Posologie

Des cures de prêle régulières sont recommandées pour bénéficier de tous ses effets reminéralisants.

La prêle est conseillée aux signes du Gémeaux, du Lion, du Sagittaire, du Capricorne et du Verseau

Radis noir

Raphanus sativus

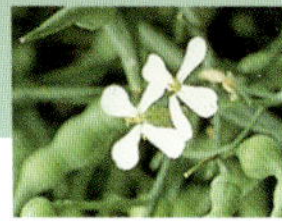

Partie utilisée : la racine

La plante des foies paresseux

Le radis noir est recommandé dans le traitement des digestions difficiles, des troubles hépatiques, des coliques hépatiques et des migraines d'origine hépatiques.

Présentation

Le radis noir est utilisé traditionnellement pour ses vertus digestives depuis des millénaires bien qu'on connaisse peu de choses sur lui. Sa culture est très ancienne et remonterait à l'époque des pharaons en Égypte. Le radis noir est récolté dans les champs à la fin de l'été.

Indications

Le radis noir stimule à la fois la sécrétion biliaire (action cholérétique) et l'évacuation de la bile (action cholagogue). Les composés organiques soufrés présents dans la racine seraient responsables de ses effets sur le drainage du foie et de la vésicule biliaire et de l'élimination des toxines.

Posologie

1 gélule matin, midi et soir à prendre avant les repas.

Le radis noir est conseillé au signe de la Vierge

Raisin (pépins)
Vitis vinifera
Partie utilisée : le marc

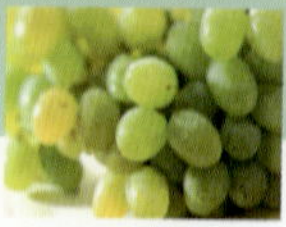

La plante du drainage efficace
Le marc de raisin est recommandé dans le traitement de la cellulite et pour faciliter la perte de poids.

Présentation
Le raisin est originaire d'Asie Mineure. L'introduction dans nos régions de la vigne remonte au VIe siècle av. J.-C. La phytothérapie reconnaît de nombreux emplois diététiques et thérapeutiques au marc de raisin.

Indications
La synergie des principes actifs du marc de raisin est responsable de son efficacité contre la cellulite. Les mucilages ont un effet laxatif et jouent ainsi le rôle de régulateurs intestinaux. Les flavones, les tanins catéchiques et les oligo-proanthocyanidines (OPC) améliorent le tonus veineux ce qui permet de lutter contre la stase veineuse qui favorise l'installation des amas graisseux dans les fibres de collagène.

Posologie
2 gélules matin, midi et soir à prendre au moment des repas.

Le marc de raisin est conseillé au signe du Sagittaire

Reine-des-prés
Filipendula ulmaria
Partie utilisée : la sommité fleurie

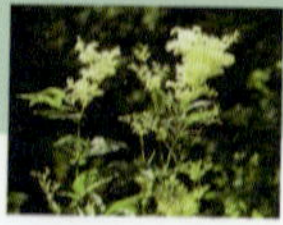

Un analgésique et un anti-inflammatoire végétal
La reine-des-prés est recommandée dans le traitement de la cellulite, des œdèmes, des rhumatismes et de l'arthrose.

Présentation
La reine-des-prés est, avec le saule blanc, « l'aspirine végétale ». La présence de dérivés salicylés a été mise en évidence en 1939.

Indications
L'huile essentielle de la sommité fleurie contient de l'aldéhyde salicylique. C'est ce constituant qui est à l'origine des effets analgésique et anti-inflammatoire bien utiles dans le traitement de fond des manifestions articulaires douloureuses. On attribue également à la reine-des-prés une activité diurétique liée à la présence de flavonoïdes.

Posologie
1 gélule matin, midi et soir à prendre au moment des repas.
La posologie peut être portée à 5 gélules par jour si nécessaire.

La reine-des-prés est conseillée aux signes du Taureau et du Sagittaire

Romarin

Rosmarinus officinalis

Partie utilisée : la feuille

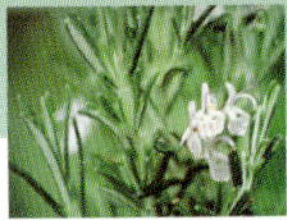

L'ami de votre système digestif

Le romarin est recommandé dans le traitement des ballonnements, des douleurs et des spasmes abdominaux.

Présentation

À l'état sauvage, cet arbrisseau vit dans les maquis, les garrigues et sur les sols rocailleux du pourtour méditerranéen. Le romarin, utilisé comme plante aromatique dans les industries cosmétiques et alimentaires, est cultivé pour son huile essentielle.

Indications

L'huile essentielle des feuilles de romarin a une activité antispasmodique sur les intestins et l'estomac. Elle a aussi des propriétés antibactériennes. Les dérivés terpéniques de la plante sont antioxydants tandis que l'acide rosmarinique est anti-inflammatoire.

Posologie

1 gélule matin et soir à prendre au moment des repas.
La posologie peut être portée à 5 gélules par jour si nécessaire.

Le romarin est conseillé aux signes du Gémeaux et du Cancer

Sauge

Salvia officinalis

Partie utilisée : la feuille

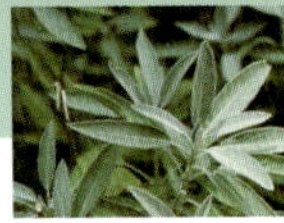

La plante miraculeuse

La sauge est recommandée dans le traitement des digestions difficiles, des troubles de la ménopause et des règles irrégulières. Elle favorise la mémoire.

Présentation

Dans la Grèce et la Rome antiques, la sauge était utilisée comme remède de base à de multiples maux.

Indications

La sauge a attiré l'attention des phytothérapeutes par sa richesse en flavonoïdes favorisant la relaxation des muscles de l'estomac et des intestins. Les phytoestrogènes normalisent les menstruations, atténuent les douleurs des règles et les bouffées de chaleur liées à la ménopause. L'huile essentielle de la sauge a des propriétés intérressantes sur la mémoire.

Posologie

1 gélule matin, midi et soir à prendre au moment des repas.

La sauge est conseillée au signe du Lion

Saule blanc

Salix alba

Partie utilisée : l'écorce

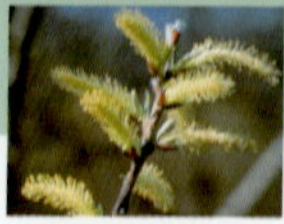

L'aspirine végétale

Le saule blanc est recommandé dans le traitement des états grippaux, de la fièvre et des douleurs articulaires.

Présentation

Au XVe siècle, Paracelse avançait la « théorie des signatures » qui consistait à attribuer les propriétés médicinales des plantes en fonction de leur forme et de leur localisation. Pour ce scientifique d'un autre temps, le saule blanc était courbé comme le patient atteint de rhumatismes. Paracelse avait-il raison ? La phytothérapie d'aujourd'hui a reconnu ces propriétés médicinales au saule blanc à la suite de nombreuses investigations scientifiques.

Indications

Parmi les composés actifs que renferme l'écorce de saule blanc, les plus intéressants sont des dérivés salicylés aux propriétés équivalentes à celles de l'aspirine. D'où l'effet de soulagement des douleurs articulaires apporté par son utilisation.

Posologie

1 gélule matin, midi et soir.

Le saule blanc est conseillé aux signes du Gémeaux, du Lion, du Sagittaire et du Capricorne

Thym

Thymus vulgaris

Partie utilisée : la partie aérienne fleur

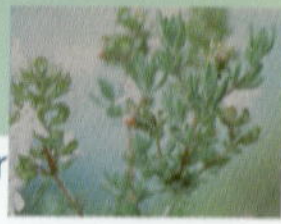

La plante des infections du système respiratoire

Le thym est recommandé dans le traitement des toux quinteuses, des infections pulmonaires et des spasmes intestinaux.

Présentation

Les usages cosmétiques, culinaires et médicinaux du thym font partie du quotidien de l'homme depuis 12 000 ans. Cette plante aromatique avait la réputation de donner du courage aux chevaliers du Moyen Âge. Le thym colonise les lieux secs et arides de toutes les régions du pourtour méditerranéen.

Indications

L'huile essentielle du thym joue un rôle efficace dans le traitement des infections pulmonaires. Les flavonoïdes qui entrent dans la composition de la plante ont une action antispasmodique intéressante pour lutter contre les quintes de toux mais aussi contre les spasmes intestinaux.

Posologie

1 gélule matin et soir avant les repas.

Le thym est conseillé aux signes du Bélier et du Gémeaux

Tilleul (aubier)

Tilia sylvestris

Partie utilisée : l'aubier

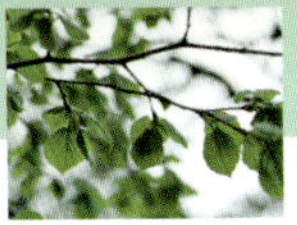

La plante qui stimule le foie

L'aubier de tilleul est recommandé dans le traitement des foies paresseux, de l'insuffisance hépatique, des calculs biliaires et des ballonnements.

Présentation

Nous connaissons tous les actions sédatives des inflorescences de tilleul et leurs bienfaits, en tisane, sur nos nuits. Toutefois, la partie de l'arbre la plus riche en principes actifs est l'aubier, la deuxième écorce jeune qui se localise sous l'écorce principale.

Indications

Ses propriétés dépuratives viennent de deux coumarines et de flavonoïdes. L'aubier de tilleul soigne efficacement les ballonnements, les flatulences et les états nauséeux. Il assure ainsi une bonne digestion en stimulant le fonctionnement de la vésicule biliaire et l'élimination de la bile.

Posologie

1 gélule matin et soir à prendre avant les repas.

L'aubier de tilleul est conseillé au signe de la Balance

Trèfle rouge

Trifolium pratense

Partie utilisée : la sommité fleurie

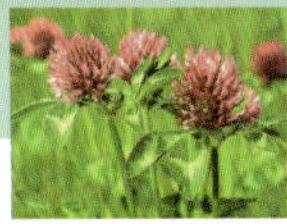

Une bonne source d'hormones végétales

Le trèfle rouge est recommandé dans le traitement des problèmes des seins, des ovaires et du système lymphatique. Il améliore la sécrétion d'urine, la circulation du sang et la sécrétion de la bile.

Présentation

Originaire d'Europe et d'Asie, le trèfle rouge est une espèce commune dans les prés, les champs et les bords de chemin.

Indications

La recherche s'est concentrée ces dernières années sur la présence d'isoflavones dans la plante. Ces substances miment les effets des estrogènes. Cette particularité est intéressante pour soigner les troubles liés à la ménopause. De plus, la plante représente également un excellent dépuratif qui facilite l'élimination des déchets et des toxines par la peau, les reins et les intestins.

Posologie

1 gélule matin et soir au cours des repas.

Le trèfle rouge est conseillé au signe du Scorpion

Valériane

Valeriana officinalis

Partie utilisée : la racine

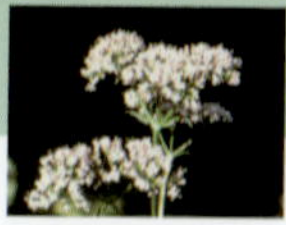

La plante des nuits douces

La valériane est recommandée dans le traitement de l'insomnie, de l'anxiété, de l'angoisse et pour faciliter la désintoxication tabagique.

Présentation

La valériane arbore de nombreuses petites fleurs blanches et pousse dans toutes les régions tempérées d'Europe et d'Amérique. Son surnom d'« herbe à chats » vient de l'odeur caractéristique de sa racine qui attire les félins qui viennent s'y frotter avec plaisir.

Indications

Les nombreux constituants de la racine de valériane confèrent à la plante ses activités sédatives et relaxantes. Ils sont également spasmolytiques ce qui peut expliquer l'usage traditionnel de la valériane dans le traitement de l'épilepsie.

Posologie

Adulte : 2 gélules le soir au moment du repas et 2 au coucher.

Enfant : 1 gélule le soir et 1 au coucher à prendre avec un grand verre d'eau.

La valériane est conseillée au signe du Verseau

Vigne rouge

Vitis vinifera

Partie utilisée : la feuille

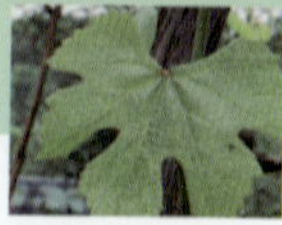

La plante de la circulation sanguine

La vigne rouge est recommandée dans le traitement des jambes lourdes, des varices, des hémorroïdes et de la fragilité capillaire cutanée (couperose et ecchymoses).

Présentation

C'est à la couleur de ses feuilles à l'automne que la vigne rouge doit son nom. Elle a été introduite en France 600 ans av. J.-C. À l'école de médecine de Montpellier, on proposait des formules de vins médicinaux.

Indications

Les anthocyanosides qui donnent sa couleur à la feuille lui confèrent aussi des effets bénéfiques sur les vaisseaux sanguins. La vigne rouge est un véritable tonifiant veineux particulièrement indiqué dans tous les troubles liés à l'insuffisance de la circulation sanguine.

Posologie

1 gélule matin et soir à prendre au moment des repas.

La vigne rouge est conseillée au signe du Verseau

RÉCAPITULATIF

	♈	♉	♊	♋	♌	♍	♎	♏	♐	♑	♒	♓
Angélique						✿						
Armoise								✿				
Artichaut									✿			
Aubépine					✿	✿						
Bambou										✿		
Bardane				✿			✿			✿		
Bouillon blanc		✿	✿									✿
Bourgeon de pin		✿	✿									✿
Bruyère							✿					
Busserole							✿					
Canneberge							✿					
Chiendent									✿			
Coquelicot	✿											
Courge (huile de pépins)								✿				
Curcuma						✿						
Cyprès								✿			✿	

	♈	♉	♊	♋	♌	♍	♎	♏	♐	♑	♒	♓
Échinacée												✿
Eleuthérocoque											✿	
Eucalyptus	✿											✿
Fenouil				✿								
Fenugrec		✿										
Fragon		✿			✿			✿			✿	
Frêne		✿										
Gingembre			✿									
Ginkgo											✿	
Ginseng	✿										✿	
Hamamélis		✿									✿	
Harpagophytum			✿		✿		✿		✿	✿		
Ispaghul						✿						
Lamier blanc (ortie blanche)		✿										
Lithothame				✿								
Marronnier d'Inde								✿			✿	

	♈	♉	♊	♋	♌	♍	♎	♏	♐	♑	♒	♓
Marrube blanc		✿										
Mauve						✿						
Mélilot											✿	
Mélisse				✿		✿					✿	
Menthe						✿						
Millepertuis	✿					✿					✿	
Myrtille (baies)							✿					
Myrtille (feuilles)							✿					
Olivier		✿			✿							
Onagre (huile)						✿	✿	✿		✿		
Orthosiphon									✿			
Ortie				✿	✿						✿	
Ortie (racine)								✿				
Partenelle	✿											
Passiflore						✿					✿	
Pélargonium												✿

	♈	♉	♊	♋	♌	♍	♎	♏	♐	♑	♒	♓
Pensée sauvage				✿						✿		
Piloselle									✿			✿
Pissenlit									✿			
Plantain	✿						✿					
Prêle			✿		✿				✿	✿	✿	✿
Radis noir						✿						
Raisin (pépins)									✿			
Reine-des-prés		✿							✿			
Romarin			✿	✿								
Sauge					✿							
Saule blanc			✿		✿				✿	✿		
Thym	✿		✿									
Tilleul (aubier)							✿					
Trèfle rouge								✿				
Valériane											✿	
Vigne rouge											✿	